高岡英夫
運動科学総合研究所 所長

無限の力
ビジネス呼吸法

さくら舎

はじめに――「呼吸」が身体も脳も根本から変える

いい方向に自分を変えたい

全国3300万人といわれるビジネスパーソンの中で、現在の自分をよい方向に変えたいという願望が、心の片隅にも一切ないという人は、おそらく皆無(かいむ)であるはずです。反対に、日々自分を変えたい、変えたいと念じ続けている人も、かなり少数派だと思われます。

しかし、仕事のさまざまな局面や、朝家を出るとき、あるいは起き抜け、通勤電車の中、さらには仕事を終えて同僚と一杯やっているときや帰り道などで、「ああ、ひょっとすると俺もこのまま終わっていってしまうのかも」とか、「疲れが抜けない、この疲れを抜かないことには……」「このままじゃまずい、もっと仕事ができる人間にならないと」「もう少し人前で上手にプレゼンできるようになりたい」「パソコンをもっと使いこなせるようにならないと」「英会話力の向上が喫緊(きっきん)の課題だ」などの表だった課題を自覚する場面が、多々あることでしょう。

　また、あまりそうしたことをいちいち感じない性格の人でも、自分がこの世に生まれて、「この生き方しかない」あるいは「この生き方を選んだ」結果、現在の自分があるわけで、そのどちらにせよ、やっぱりこのままの自分で本当にいいと思っている人は、まずいないでしょう。

　当然といえば当然の話で、人間というのはなんらかの対象に働きかけて、それを変えたがる習性がある生き物で、それが人類の基本的な特徴になっているからです。

　それに対し、人類以外の動物たちは何か新しいものを開発したり、改良しようとすることはほとんどありません。

　なぜそのような決定的な差が生じたのかというと、人類とそれ以外の動物とでは脳の構造が大きく異なっているからです。

　脳の中で、想像、クリエイティブ、イノベーションなどをつかさどる大脳新皮質、中でも前頭前野の面積が、あらゆる動物の中で、人類だけが突出して大きいのです。

　しかるがゆえに、野生動物は自然のままに生きていて、よくいわれるとおり、本能に忠実に、本能のまま生きていて、そもそも「自分を変えたい」という発想自体を持ちません。

　一方、人間というのは自然をつくり変えること、つまり文化とその総体としての文明というものを発達させるかたちで、自分たちの行動能力や価値観、さらには精神、心といったものをつくってきたわけです。

要するに「創造」というのは、そもそも人間が人間として存在する条件のひとつになっているのです。

中には「いや、私なんかそれほど創造的な人間ではありません」という方もおられるかもしれませんが、そうした方と歴史上の天才的な創造性の持ち主と比較しても、大脳前頭前野の大きさに差はありません。

ということは、具体的に創造的な職業・職種を選んで、まさにそうした仕事に従事している人でなくても、やっぱり人は創造的であるはずなのです。

その創造的なもののいちばん根本は何かというと、自分が変わりたい、それもいい方向に変わりたいということに帰着するはずです。

そのことにコンセンサスを持っていただいたところで、本書は出発したいと思います。

したがって、私の推論が受け入れられず、「絶対に自分は変わりたいとは思わない」「永久不変にいまのままの自分でありたい」といった方には、読んでいただいても益がないので、その点はご承知の上で、本書を読みはじめていただければ幸いです。

3つの質問

さて、ここからは「よりよい自分になりたい」という読者の方だけにおつきあいいただくとして、「自分が変わりたい」といったとき、可能性としては、人は自分を構成しているあらゆるファクターについて変わりうるものであるわけです。

そのあらゆるファクターについて、一冊の書籍で語りきれるはずがありませんし、同時に読者の皆さんも、あらゆるファクターについて変わりたいと思っているわけではないはずです。

たとえば「語学ができるようになりたい」と思っている人でも、世界195ヵ国語をしゃべりたいと思っているわけではないはずです。またその必要だってないでしょう。

このように自分を変えるといったときのファクターには、いろいろな方向のファクターが考えられるわけですが、人はそれぞれどの方向のどんなファクターを変えていきたいのかを、じつはかなり厳格に選んでいるのです。なお、この「選ぶ」というのは、顕在(けんざい)意識だけの話ではなく、潜在意識でも選んでいると考えられます。

ゆえに、できるだけ多くの読者に共通する、「自分が変わりたい」というファクターとは何かが、ここでは重要になってきます。

それは以下の質問に答えていただくことから、明らかになるでしょう。

①疲れを感じることがある　ＹＥＳ　ＮＯ
②無駄な時間があると感じている　ＹＥＳ　ＮＯ
③本当の自分の可能性に出会いたい　ＹＥＳ　ＮＯ

③の「本当の自分の可能性」というのは、なにやら意味深く思われるかもしれませんが、わかりやすくいえば「いままで知らなかった自分の本質的能力を伸ばすメカニズム」、さらには「いままで知らなかった人体の可能性と、それを支配している脳の可能性」に出会いたい方ともいい換えられます。

さて、皆さんは３問中、何問にＹＥＳとお答えになったでしょう？

ひとつでもＹＥＳとお答えになった方は、本書の読者として適している方です。ましてや、３つともＹＥＳだったという方でしたら、本書は貴方のために著(あらわ)したものといっても過言ではありません。絶対にあなたの部屋に一冊、座右の書として常備することをおすすめします。

というのも、この本は先の質問で取りあげた、疲れを超がつくほど劇的に解消する方法についてと、無駄な時間を革命的に有効な時間に変える方法についてと、人体と脳に隠された秘密、つまり自分の本質的能力を向上させることができるというメカニズムにスイッチを入れる方法についての、3本柱で構成されているからです。

それらの方法は、意外なほど取り組みやすく、しかも効果が絶大なものばかりで、それをさまざまな観点からご紹介していきます。

その中で、もっとも中心となる、全体を貫く方法がありまして、それこそがじつは「呼吸法」なのです。

知るべき最重要の知恵

ご存じの方も多いでしょうが、呼吸法には古今たくさんの種類が存在し、それぞれに効能があるとされています。それゆえ、いろいろなことをやらなければいけないのでは、と身構えている方も少なくないのではないでしょうか。

でも、ご安心ください。

本書で紹介するのは、樹形図（**図1**）でいえば、木の根っ子にあたる疲労回復法と、その木のいちばん太い幹にあたる呼吸法「ベース」が主体です。根っ子となる疲労回復法と呼吸法「ベース」については第1章〜第4章でご紹介します。本書の第5章以降に紹介する目的別呼吸法は、おいしい実をたっぷりつけた枝に相当するとお考えください。

つまりまず知るべき最重要の知恵は、能力開発法の根本が、疲労回復に尽きるということです。

全身の疲労を、医科学的に完成されたコストパフォーマンスの高い疲労回復法で取り除けば、自分という身体を一本の大木だと考えたら、その根＝疲労回復によって、大地から猛烈な勢いで水分と養分を吸いあげて、その水分と養分をもって能力という幹と枝を圧倒的な効率で育てることができるのです。

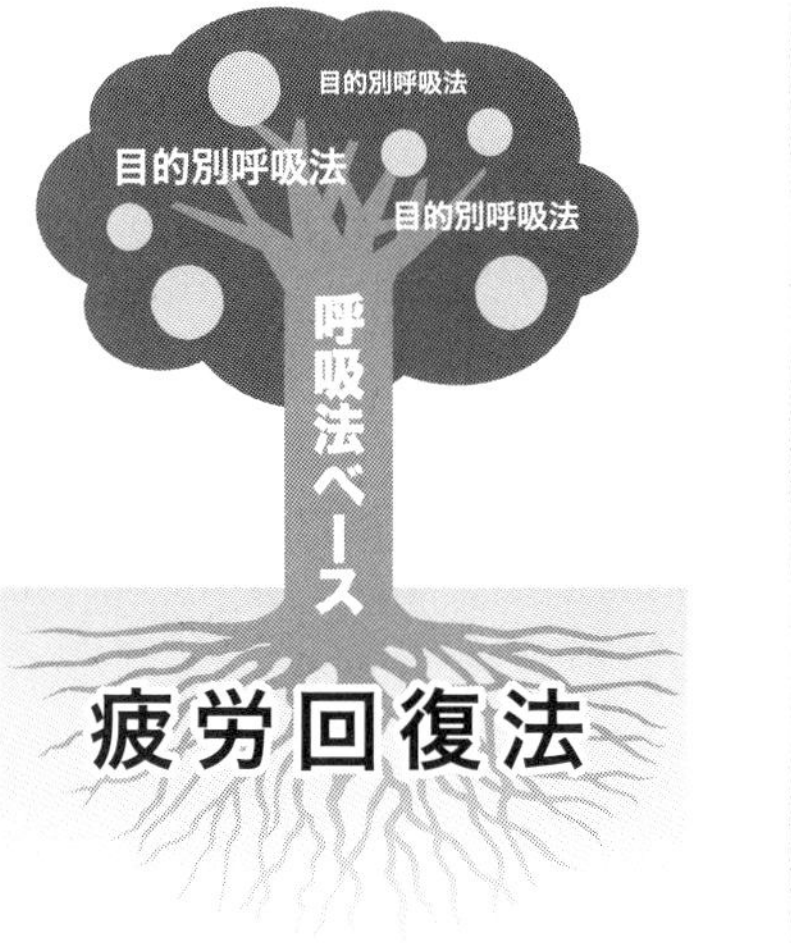

図１　呼吸法の樹形図

本書の第1章～第4章で紹介するメソッドは、まさにその根とそして幹になる方法ですので、これにしっかり取り組み、モノにしていただければ、ビジネスシーンで飛躍的に高い能力を発揮できる、強力な武器になることをお約束します。

でも、枝葉と果実にもそれぞれの魅力がやっぱりあって、場面場面、局面局面、領域領域に合わせた呼吸法も、とても役立ち、楽しいものですので、興味のあるものから取り組めるよう、第5章以降に局面・目的別に紹介しております。

こちらはやりたいものから、やりたいだけ、気楽に取り組んでいただければいいように、構成しています。

それではその深遠にして、誰でも今日から実践できて、自分を根本からよりよく変えることのできる「疲労回復法」と「呼吸法」の世界の1ページ目を開いてみてください。

高岡英夫（たかおかひでお）

◆目次

終　章　見せかけではない若返り法

無限の力　ビジネス呼吸法

第1章　この呼吸法を身につけるとこんなにいいことが起きる

私自身が行った実験

本書を手に取られた方は、おそらくなんらかのかたちで呼吸法に関する前提となる知識をすでにお持ちのことでしょう。

たとえば腹式呼吸という概念であったり、ヨガの呼吸法であったり、気功や太極拳の呼吸法であったり、座禅の呼吸法であったり、競技スポーツの競技力向上のための呼吸法であったりと、世の中にいくつもある呼吸法のうち、いずれかの呼吸法について多少なりとも見聞きされていたり、学んだ経験があるのではないでしょうか。

そのような方々でしたら、私がこれからお話しする内容に、拒否反応が生じるほどは驚かれないはずだと信じておりますので、まずはその話、つまり呼吸法の威力について語っていくことにいたします。

これは私自身の体験です。

じつは私以外の人間も、私とともに呼吸法をトレーニングする過程で同じ経験をしているのですが、ここはやはり著者である私自身の体験をそのまま紹介したほうが、興味深く読んでもらえるでしょうから、私の体験談をお話しします。

それはまだ私が若い頃、大学院生で30歳のときでした。その頃、私は大学の博士課程で研究生活を送っていたのですが、ちょうど古今東西の呼吸法のトレーニングと研究に夢中になっていた時期でして、呼吸法をかなりの水準でトレーニングしたとき、人はどれぐらい変わり、どんなことができるようになるのだろうといった観点で、各種の実験を繰り返していました。

そのひとつにお酒を飲んで、かなりのアルコールを摂取したとき、呼吸法トレーニングの上級者は、どれぐらい呼吸のコントロールをできるのかという実験がありました。

呼吸のコントロールというのは、結局のところ脳のコントロールでもあるわけですが、アルコールというのはご存じのとおり脳・神経系に対する麻酔成分がある物質なので、摂取することで脳がダメージを受けて身体に対するコントロールはもちろんのこと、脳が脳そのものをコントロールすることもきわめてむずかしくなるわけです。

それだけにこれは興味深い実験だったわけですが、中途半端な酒量では実験自体も中途半端になってしまうので、ビールを3本、ワインを3本、ウイスキーを1本を90分で飲み干して、その直後に飲酒運転の取り締まりなどで使用している、呼気（こき）のアルコール濃度を測定する機械（アルコールチェッカー）で呼気アルコール濃度を測ってみました。

その結果、何度測定しても検知器のランプの色はグリーン、つまり呼気1リットル中0・15ミリグラム以下だったのです。念のため検査器は3台用意して、それぞれで測定してみたところ、いずれも同じ結果が出ています。

なぜこんなことが可能になったのか

この実験は、いわゆる生化学的な実験です。生体も環境としてみれば、化学工場のようなものであり、その化学的反応は顕在意識をつかさどっている大脳新皮質によってはコントロールできないはずです。むしろ、自律神経の中枢である下位脳が身体と連動しながら、いわば自動装置のようにコントロールしているのであって、アルコールを体内に入れたときに、それが呼気に現れるかどうかを大脳新皮質がコントロールするのは不可能です。

にもかかわらず、私の実験では呼気のアルコール濃度に影響が出なかったわけです。なぜそのような結果になったのかというと、それには2つの理由があったと私は考えています。

呼気にアルコールが含まれるというのは、肺胞からアルコールが蒸散されるためです。つまり血液中に含まれているアルコールが、肺によって酸素・二酸化炭素のガス交換が行われる際、蒸散したとき呼気にアルコールが含まれるという仕組みになっています。

私の場合、それを呼吸法でコントロールできた可能性があるわけで、もしそうだとすればこのことが呼気にアルコールが含まれなかった理由のひとつとなります。

もうひとつは、鼻や口から吸いこんだ空気を、一度も肺まで取り入れることなく、しかも検知器がアルコール濃度を測定するのに不足ない呼息をすることができたことです。

この2つの要因が見事に助けあって働いていたので、繰り返し何度測定し続けても、呼気アルコール濃度がＮＧであるという判定が出なかったのでしょう。

この実験は、呼吸法を鍛（きた）えあげていった結果、深酒をした際、はたして呼吸コントロールができるのか、できないのか。そしてできるとすればどれほどのパフォーマンスでできるのか、ということを調べるために行ったものですが、このときは同時に身体運動のコントロールについても、検証データをとってあります。

この実験は警察の飲酒運転の取り締まりでも行っているものに近い、10メートルの細い白線の上を歩いて、運動機能やバランスの低下を確認するという手法で行いました。

すると、この実験でも私はアルコールを摂取していない人たちが歩いたときと、まったく遜色（そんしょく）ないバランスと直進性、そして速さを体現することができたのです。

これらの結果から考察すると、少なくとも現行法の警察庁による飲酒運転の取り締まりでは、「飲酒運転でも酒気帯び運転でもない」という判定になるということです。

しかし実際に飲んだ酒量をアルコールの濃度計算式にプロットしてみると、アルコールの度数と量が多すぎて計算不能になるほど、私は多量のお酒を摂取していたわけです。

ちなみに、この実験ではアルコール摂取後に一通り呼吸法を行って、それから呼気アルコール濃度を測定したわけではなく、日頃行っている呼吸法を日常どおりに実験現場で行って、その数分後に実験に臨(のぞ)んでいます。

とはいえ、私が日常行っていた呼吸法のトレーニングは、かなり密度もクオリティも高いものなので、実験前の私の体調と脳の状態は万全。スポーツ選手が大事な試合の直前、身心のコンディションを万端に整えるのと同じように、私もベストコンディションで実験に臨んだわけです。

ところで、なぜこのようなダイナミックな実験を行ったかというと、じつはその頃になって私がようやくお酒を嗜(たしな)むようになったからです。つまり30歳まで飲酒という習慣がなく、ちょうど30歳から飲みはじめて、ときおり飲みにいくと実験時と同じぐらいの酒量を飲むことがあったからなのです。

ここで肝心なのは、私だってお酒を飲むことで陽気になって楽しくなるので、喜んで飲み歩いていたわけでして、楽しくなるということは、つまり酔っているということです。

しかしながら、運動能力に関していうとそれだけ飲んでもまったく支障がなかったのです。たとえば、あの頃酔うとよくガードレール上に立って、牛若丸の伝説のように、延々とそのガードレールの上を歩き続けたり、ターンしたりなんてことまでやっていました。まさに酔っぱらっているからこそ、そんな遊びをやってしまったわけですが、自分でも日頃からアルコールを摂取しても、運動能力が低下する自覚がなかったので、興味を持ってこんな実験を行ってみることにしたのです。

というわけで、これは呼吸法をトレーニングしていくと、こんなことまで可能になるということのひとつの例として紹介させていただきました。

ただし、当然のことながら、これは飲酒運転の取り締まり対策や、飲酒運転を合法的に可能にするためのノウハウが存在するという主旨で紹介したのではないので、誤解のないようにしてください。念のため申しておきますが、私自身はこれまでアルコールを摂取してクルマを運転したことは、科学的実験の場合を除いては、ただの一度だってありません。

というのは、ほんのわずかでもアルコールを摂取することで、精神が楽しくなるわけですから、楽しくなった結果、判断に隙が生まれて、それが運転操作のミスにつながる可能性を完全に否定することができないからです。

クルマの運転というのは微妙なもので、サーキットにおけるレーサーのドライビングもたいへん高度でむずかしいスキルだというのは当然ですが、一方で街の中で生活の道具としてクルマを運転することも、じつはたいへんむずかしい環境での作業といえます。

なぜなら、街中での運転は日常だからです。隣に家族や恋人、友人などが乗っていたり、仕事仲間と同乗して車内で議論になってしまったり、かなり疲労しているときでも運転しなければならないケースがあったり、老人や子どもの歩行者や暴走自転車がどこから飛びだしてくるかわからなかったりと、そこいらじゅうにリスクがあり、しかも運転時間が長いという問題もあります。

とくに通勤や仕事にクルマを使っている人々は、一日の中でかなりの時間を運転で費やし、集中力が持続しきれないほど長い時間運転を強(し)いられているわけです。

そうした環境で、予告なく自転車が飛びだして来たり、信号無視のクルマがいたりといったアクシデントが、どこに潜(ひそ)んでいるかわからないのです。

そうしたことを考えていくと、いくらアルコールチェッカーなど、飲酒運転の取り締まり項目をクリアする能力があったとしても、取り締まりの測定法がすべてのリスクを網羅(もうら)しているわけではないので、身体の中に少しでもアルコールを取りこんでしまったときは、クルマの運転は絶対にしてはいけないのです。

呼吸法が決断力の支えに

もう一つ、呼吸法をめぐっての私の体験談をお話しします。

古来、呼吸法が人の決断力を支えるものであるということは、しばしば言われてきたことです。私も自ら呼吸法に取り組む過程の中で、いくつかの人生を懸けた決断を呼吸法の支えによって遂行してきた経験をしています。ここでは、その中で皆さんに参考にしていただきたい一つの、正確には一連の経験を取りあげてお話しします。

　これは私が東京大学大学院の博士課程の時代に行った決断についての話です。私は当時、東大の大学院教育学研究科の博士課程で、広い意味でのスポーツ科学を専攻していました。そのときの私は、スポーツ科学の優れている面を認めると同時に、遅れている部分、つまり見方によっては短所、欠点、欠陥ともいえる面があることに気がついていたのです。

　スポーツ科学は非常に学際的な学問です。人文・社会科学系でいうと心理学・社会学・哲学や経済学・法学、自然科学系では物理学（スポーツ科学ではバイオメカニクス＝生体力学）、生理学（スポーツ科学では運動生理学）、生化学（スポーツ科学では運動生化学）等やそれ以外の学問を含め約10種類程度の分野科学が集まってできている学際学です。

　しかし、その各科学分野同士の横の繋がりがありません。人同士の繋がりがないという意味ではなく、学問上の連携・統合がないのです。

　たとえば、スポーツ選手を取りあげてみると、人間というのはその選手丸ごと一つの存在です。ところが、各分野科学ではその丸ごと一個の選手を分野科学独特の視点だけに特化して見る、言い換えると、生理学は生理学で切る、力学は力学で切る、心理学は心理学で切るというように、ある制限されたアングルから対象を切っていくわけです。それぞれの分野科学が得意とする側面からスポーツ選手を見ていく結果、見えてくるものはたしかにあるのですが、それを全部足したところで丸ごと一個のスポーツ選手全体にはならない、という限界を持っているのです。

これは、スポーツ科学以外の学問の歴史でもしばしば問題になってきたことです。各学問分野だけで対象を見て、そこで得られた知見を足せば対象の全容が見えてくるという考え方は、いわゆる「アトミズム」、「要素主義」と呼ばれる学問的な思想の立場です。

一方、アトミズムの見方では対象の丸ごと全体が見えてこないという考え方、立場を「ホーリズム」、「学問的全体主義」と呼んでいます。ファシズムの全体主義と間違えられては困るため、あえて学問的全体主義という言葉を使いましたが、全体主義という言葉がよくないことから、日本語でもホーリズムという言葉がよく使われています。

アトミズム対ホーリズムという対比で見ていくと、アトミズムのように要素別に人間を見ていき、そこから見えてきた結果を全部足し合わせても、人間全体を説明したことにはならないのです。

私はスポーツ科学を学ぶ過程で、要素主義的なアトミスティックなものの見方にも非常に感動し、とくに要素主義的な学問であるバイオメカニクス＝生体力学や心理学は、とても好きな学問でした。

ところが、要素主義の優れたところを認めると同時に、やはりそれでは全体像が見えてこないというホーリスティックな立場を強く支持していたのです。そのような観点から、スポーツ科学にはホーリスティックな学問研究が必要であるという考え方に立ち、東京大学教育学部、および大学院教育学研究科に新しい講座を創るべきだ、と考えるように至ったのです。

私は自分の考えを意見書という形にまとめあげました。その意見書には、前述のような学問論的な背景から、その当時のスポーツ科学で足りない点を論理的に明らかにした論文的な部分と、一方で、新しい講座として東京大学教育学部や大学院教育学研究科で実際に何を教えるか、どのように学生を育てあげるのかというカリキュラム的な部分の両方を盛りこんだのです。

後者についていえば、学部生であれば3年生、4年生時に何を学ぶのか、大学院生であれば修士課程、博士課程の中で何を学ぶのか、といった単位となるべき授業科目を十分につくりあげ、学生が年度はじめにもらう教員による課目や授業計画に関する要旨が書かれた授業計画書、つまりシラバスを全部つくりあげたのです。それらを意見書という形でまとめ、大学院教育学研究科に提出しました。

私が人生最大の決断に直面したとき

この意見書が教育学部、大学院教育学研究科の教授会で議論され、高い評価を受け、今度は東京大学全体を統括する評議会にあがりました。そこでまた議論になり、「これは非常にいい意見書ではないか」とまたしても評価を受け、この講座は東大の中に創ったほうがいいということで、予算をつけるために今日の文部科学省（当時は文部省）にあげられたのです。文部科学省でも議論され、国会に予算申請が出された結果、ついに予算が下りることに決まったのです。つまり、一大学院生の意見書が東大、文部科学省、国会を動かして予算が下りるというところまで行ったわけです。そして結果的に、その講座は創られることになったのです。

当時の背景を説明しておくと、国公立の大学で新しい講座が創られるという時代は、その時点から遡る10年くらい前に終わっていました。ですから、大学の講座を拡大する時代はすでに終わっていて、このような形で講座が新設されるのは、きわめて稀な出来事だったそうです。

この意見書を提出したことは、私にとっても大きな決断でした。普通の場合、一院生では恐れたり、怖じ気づいたりして、なかなかそれだけのことはできなかったでしょう。それを堂々と実現させたこと自体が、私の日頃の呼吸法の鍛錬（たんれん）の成果そのものだったのです。
つまり、呼吸法を毎日数時間から、多い日は6時間もやっていたこともあるのですが、そういう過程の中で、やろうと思ったら、相手がどんなものであっても、たとえひるんでしまうはずの巨大な相手であっても、何事にも動じない、昔の言葉でいう「胆力」が養われていったのです。

　しかしながら、人生の最大の決断はその後にやってきました。いよいよ予算が下りるということになり、私が大学院の博士課程を終えて、真面目に助教授の道を歩んでいけばやがては確実に教授になれるであろうという、自分自身の力によって東大教授への道が拓（ひら）かれたのですが、その助教授の道に入る手前で、私はやめたのです。私はよく熟慮をした結果、そこへ行くべきではないという結論を出したのです。

　私は「自分が意見書を出して設立されることになった講座に対してたいへん申しわけないのですが、辞退させていただくことにします」という話を大学側にしました。それを受けた大学側がどれだけ驚いたかは、皆さんも想像に難（かた）くないことと思います。このことは世間に知られることのない一つの事件だったわけです。

　それをやめたのにはいくつか理由があるのですが、全部語ると冗漫（じょうまん）になりますので、一、二点だけを語りたいと思います。それは私が東大教授になったら、本当におもしろい創造的な研究や開発ができないのではないか、と思うようになったことです。

自分が必要だと思う学問をやれる講座ができて、さぞ創造的な研究や開発ができるだろうと思われるかもしれませんが、私が丸ごと一つの人間の能力というものを捉え、科学的に解明するには、どうしても無意識過程の意識の問題、さらには身体に展開するかたちで存在(三次元空間上に展開)する意識、その後の私がつくりあげた学問でいうところの「身体意識」と概念化したものですが、それを抜きにしては不可能だと考えたのです。そして意識学をあの講座の中で、私が望むほどに徹底的にやっていくというのは、まず無理であろうという予測が、意見書を出して以降の2年間の時間で立ってきたのです。

一方で、もし私が東大教授の道へ入っていたらどうなっていたのでしょうか。東大の助教授、教授というのは研究環境的にもたいへん恵まれた立場なのですが、それプラス、放っておいても文部科学省や厚生労働省をはじめとしたさまざまな行政の委員に招かれ、少し話が上手なだけで、公共放送への出演についてもいくらでも依頼がやってきますし、どこへ行っても東大教授というだけで皆さんに話を聞いてもらえる、現実があります。

こうした立場や経済的な保証がある素晴らしく恵まれた環境の中では、あまりに創造性の強い学問はやらなくなったに違いありません。

呼吸法をやり抜いた結果

よく考えた結果、私はこの恵まれた立場を捨てることにしました。この決断はたいへんなものでした。というのは、私の両親をはじめ、私の家族やそのまわりの親戚や友人たちは、私のことを非常に心配してくれていたからです。

私が博士課程にいた頃にはすでに30歳を越え、普通であれば20代で終えているものが30代の半ばまでかかっており、社会へ出る年齢が遅れている私を皆はたいへん心配してくれていたのです。しかも、いよいよ東大教授への道というものが用意されたということでまわりの人たちはたいへん喜んでくれたわけです。それを天国から地獄へ突き落とすような結果にしてしまうわけですから、私自身本当に悩んだのではないかと思われるかもしれませんが、じつはまったく悩まなかったのです。

なぜなら、そのときは人生最大の決断になるだろうということで、長期間にわたり徹底的に呼吸法をやり抜いたからです。本当に身体をゆるめて、リラクゼーションの極（きわ）みの状態まで持っていきながら、呼吸法を徹底的にやり抜いたのです。そして、ハラが据（す）わる、身体に天地を通貫（つうかん）する軸ができるという真に過不足ない状態に毎日自分を置くようにして、自分の判断が絶対に偏（かたよ）らない、いささかもブレることがない状態を何日もつくりだしては、その中で考え抜いたのです。

その結果、その過程にはなんの悩みも生まれてこなかったのでした。非常に清らかで明るい、つまり清明な気持ちのまま思考をめぐらせ、ここまで考えればすべては考え尽くしたなというところまで達して、あっさりとその決断を出したのです。

なんの悩みもなく、あっさりとやめますと大学や家族、親族、友人たちへ伝え、皆は信じられないという気持ちで、まさにブッたまげたわけですが、私のそのあまりにも清明な意識、態度に誰も反論をしたり、考えを翻(ひるがえ)すように説得したりということがなかったのです。誰もがわかりました、と皆さんがそのまま認めてしまったわけです。

そういう意味でいえば、決断力の極みといえるような出来事であったのだろうと思いますが、全員に何もいわさず認めさせる状態にさせてしまったということから、それは同時に交渉力を超えた超交渉力と呼べるものでもあったのだろうと思います。だからといって、なにも私の語気が荒かったとか、形相(ぎょうそう)が鬼よりも怖かったというのではありません。清らかで明るい、まさに清明な意識、態度が、全身全霊、心の隅々(すみずみ)にまで満ちた状態だったのです。

画期的な能力開発の体系を考案

その後、10年、20年と経っていく間に、いろんな場所で東大時代の先輩や同輩、後輩に会うと、「高岡さん、あの話を聞いてもいいですか？」「東大教授への道をやめたのは、どうしてなんですか？」と、何人もの人に聞かれ続けています。

結局、私の代わりには他の大学から新任の助教授が呼ばれたわけですが、そういう意味では、東大に新しく講座を一つプレゼントして、私は東大を去っていったといえます。

では、東大教授にならなかった現在のほうがおもしろい研究ができているかというと、これは確実にできているといえます。分野でいえば、とくに意識学の中の身体意識学で、誰に遠慮することもなく、また誰にも理解されないことを恐れることもなく、人類史上はじめてといえる、じつにさまざまな数多くの身体意識学上の発見を積み重ね、理論を構築し、その成果を発表することができているのです。

自分の手で新しく構築した理論を背景として、世界的に見ても、まったく新しい画期的な多くの能力開発の体系をつくりだし、さらにそれらの一般大衆向けの方法である「ゆる体操」という体操法をつくりながら社会普及を行い、研究者として充実した生き方ができているのです。

そして、私が東大教授への道をやめたもう一つの理由になるのですが、その方法が本当に優れて、価値があるものかどうかを見極めるポイントが、ビジネスとしての成功にあると考えていたということです。

私は決してビジネスとして成功するものだけが価値がある、と考えているわけではありませんが、自分が手がけているような人の能力を伸ばす分野で方法をつくり、それが本当に優れた方法であれば、必ずそれはビジネスとして成功するはずだと、考えていたのです。

大学という、古い言葉でいえば象牙(ぞうげ)の塔(とう)に守られた状態でなければ成り立たなかったり、またつくることができないような方法では、意味がないとまではいいませんが、非常に脆弱(ぜいじゃく)なものでしかありません。根なし草の状態で社会に放りだされた自分が、社会に向かって新しい方法を提示し、それがビジネスになるほど人に受け入れられるということほど、私にとっての高い評価はないと思っていたのです。

東大教授への道をやめた結果、物を使わない、マテリアルのともなわない身体をベースにした知的な方法をビジネス化することにおいては、世界ではじめての取り組みができていると考えており、あらゆる職業・専門領域に有効で万能的な能力開発法という知財をビジネス化するためのシステム構築という意味でも、ある程度形のある仕事ができていると考えています。

そのような意味であの決断は正しかったし、将来を見据えた決断になっていたと、その後、30年近く経ったいまになって思うのです。

手足すら動かさないトレーニング

さてここからが本題です。

じつは、著者である私が、一体どのようにして呼吸法をマスターしていったのか。そのことこそが、呼吸法の最大の秘密を明らかにする、本題中の本題なのです。

それは、じつは学生時代の授業中と通学電車の中だったのです。

皆さんもご体験のとおり、学校の授業などというのはおもしろいものばかりではなく、どちらかというとおもしろくないもののほうが多かったりするわけです。しかも、たとえおもしろくない授業だとしても、基本的にはその時間授業に関わりのないことはできないわけで、いわば頸木にくくられたように、見えない力で机に拘束され、あくびを噛み殺しながら眠気に耐えたり、ときに居眠りをしてしまったり、教師が管理的でない人の場合、後ろのほうの席なら内職をしたり、本や漫画を読んだり、早弁をしたり、そんなことをしながらその時間をやり過ごしていた方が多かったのではないでしょうか。

そういう時間は、皆さんがお考えになるとおり、本当に無駄な時間です。「だから著者はその時間に呼吸法に取り組んだのだろう」と思われるかもしれませんが、事実はそうではないのです。

ここのところは、呼吸法のマスターの仕方として第一に理解しておいていただきたい重要な部分です。

大事なことなので正直に申しあげますが、じつは**呼吸法のトレーニングというのはつまらないのです。**

よく考えてもらえばわかるでしょうが、呼吸法も身体運動のひとつです。しかしひとつ大きな特徴があり、呼吸法には移動運動というものがともないません。それどころか、手足すら動かす必要がないのです。

他の身体運動、具体的にはあらゆるスポーツや体操、武道や武術、ダンスや舞踊など、およそ身体運動に関わる種目は、移動を抜きには考えられません。仮にあまり移動しない種目があったとしても、少なくとも手足だけは大いに動かしているはずです。

身体運動は、つまりは手足を動かすから楽しいのです。

反対にいえば、移動はおろか手も足も動かさない状態というのは、手足を拘束されて囚人のように座らされているようなものです。その状態でやることが前提になっているので、呼吸法というのは、地味でつまらないものなのです。

呼吸法をものにできない人が多いのは、それがいちばんの理由なのです。

私も楽しいことが好きですし、人並み以上に手足や全身を使って運動をすることが大好き

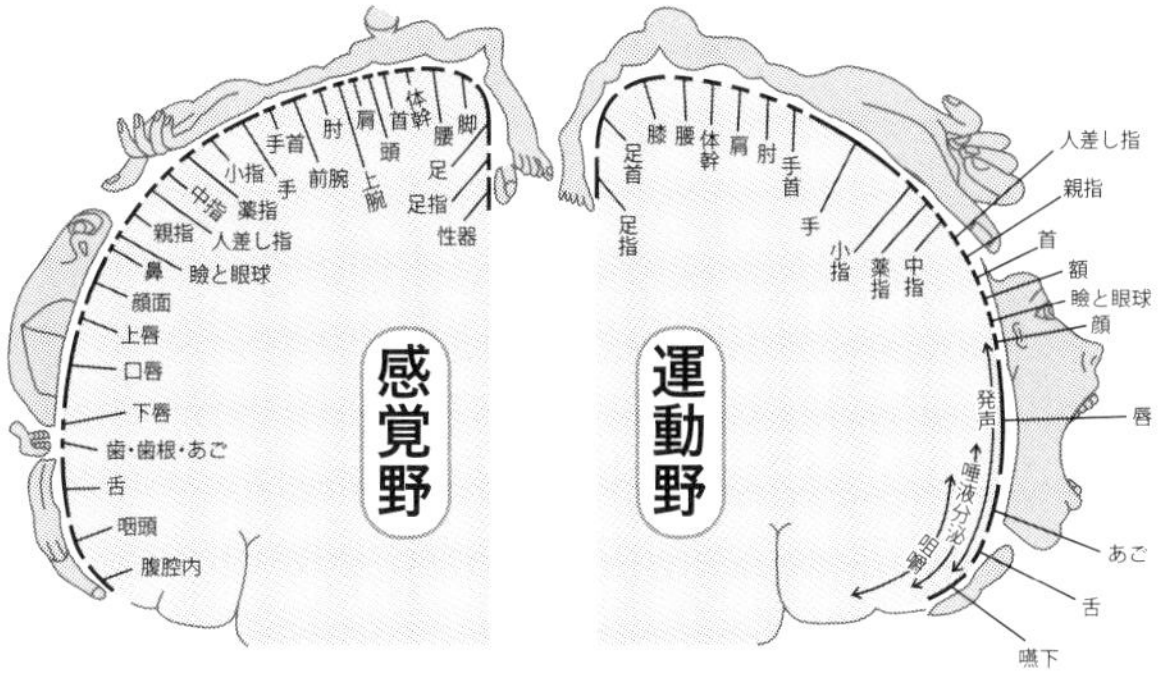

（1）ペンフィールドの脳地図
（運動皮質、感覚皮質における身体の対応部位を示した図）

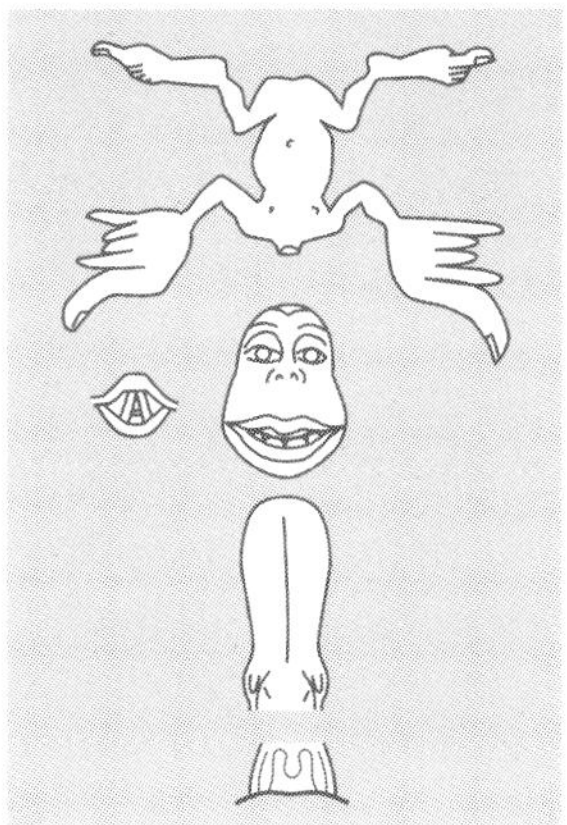

（2）ペンフィールドのホムンクルス
（身体の大きさは運動野の担当領域の広さに相当）

図2　ペンフィールドのホムンクルス

なので、座禅を組んでも、正座をしても、あるいはイスに座って腹式呼吸などに取り組んだとしても、呼吸法のトレーニングをはじめて10分もすると、飽きる以前に身体を動かしたくってたまらない状態になってしまいます。

この動きたくなってしまう衝動というのは、脳でいうと自分の身体を感じながらコントロールする部分＝感覚野と運動野の中で、手足を支配している領域がたいへん広いことに起因します（図2）。

呼吸法で動かすのは体幹の中

一方、前述のとおり呼吸法では手足を動かす必要がありません。ではどこを動かすかというと主として体幹の中なのです。先の図を見比べれば一目瞭然ですが、脳の支配領域における体幹部の面積は、手足に比べ信じがたいほど狭くなっています。

このことから、2つのことがいえます。

まず、脳の支配領域の大小とは何を意味するかという点です。デジタルカメラの解像度は、ドット（dot）数で表されますが、簡単にいえば脳の支配領域が広いのは、脳機能としてドット数が多いということです。

だから細かいことでも「ああでもない、こうでもない」と感じながら動かすことが非常に容易になります。つまりやりやすいわけです。反対にドット数が少ないということは、Ａ点とそのＡ点に隣接するＢ点の区別がつきにくく、ある点をある方向に動かそうとするとき、その方向もあいまいになります。すると、ドット数が少ない場所で、モノを動かそうとすると、きわめて感じにくいだけでなく、きわめて操作しづらく、つまりはむずかしいという状況に晒(さら)されます。

一方、支配領域の多い部分というのは、第一に「わかりやすくて」というのが前提になります。ゆえに、簡単な動きが求められたときは簡単な動きをすればいいだけで、むずかしいことに挑戦したければむずかしさを感じながら動けばいいといった具合に、コントロールの密度と幅に自由度があります。

しかも、その易(やさ)しさとむずかしさとはお互いにその関係をわかりながらできるので、クリアな関係が保てます。じつはこれが楽しさにつながってくるのです。

人は誰でもいつまでもぼんやりとわかりづらいことをやり続けるのは苦手(にがて)ですし、何よりものすごくつまらなく感じます。

しかるがゆえに、人は呼吸法のトレーニングをはじめるとだんだんつまらなくなってきて、やがて手足を動かしたくなってしまうのです。

というのも、脳そのものが、手足を動かすことがどんなにクリアで、わかりやすく、楽しいことか知り尽くしてしまっているからです。

脳から見れば、本来「今日はなんとなく面倒くさいから、簡単なことをやろう」とか「今日は調子がいいからむずかしいことに挑戦しよう」といった具合に、自分で動作を自由自在に選べるわけです。つまり脳の求めるちょうど適当なところに、いつも焦点を合わせながら、自在にコントロールすることにすっかり味を占めてしまっているのです。

その快感を知ってしまっているがゆえに、じっと座って呼吸法をはじめようとしても、脳はついつい手足を動かしたくなってしまうのです。

これが呼吸法のトレーニングが続かないメカニズムです。

最高のトレーニングの「場」

私自身も呼吸法のトレーニングに取り組む過程で、「呼吸法がモノになるかならないかのキモはココだな」と、あるときはっきり気づいたわけです。

そこで私も呼吸法をマスターするためには、そのトレーニングの「場」を工夫しなければならないと考え、最終的に学校の授業中と、登下校の電車の中と決めたのです。

というのも、授業中の教室と通学電車の車内では、呼吸法をやろうがやるまいが、必然的に手足を動かさずにずーっと座っている状態にならざるをえないからです。いわば全自動でその状態にさせてくれるので、呼吸法のためという意味では何の努力もいらないのです。こんなにありがたい環境はありません。

引っくり返して考えると、普段、呼吸法のトレーニングをやろうとすると、手足を動かしたりどこかへ行きたくなる自分を一所懸命抑制して、コントロールする大きな努力が必要だということになります。

でもじつは、そうした自分を抑制するための努力というのは、大きな大きなストレスになるのです。

社会心理学では、人が受けるストレスの中でどのような種類がより強烈なのかを調べる研究も進められてきたのですが、その中で拘禁状態、つまり動けなくさせられている状態というのは、トップクラスのストレスだというのが判明しています。

要するに手錠やロープで縛(しば)られまったく身動きの取れない状態にされたり、小さなドラム缶や箱のようなものに閉じこめられたりという状況が、最高レベルに近いストレスを人に与えるということです。

しかしながら、呼吸法というのはある意味自分でその拘禁状態をつくらないと、トレーニングの環境が整わないわけです。

そこで「これは精神の鍛錬に素晴らしい効果があるんだ」「つらさに耐えることが、精神

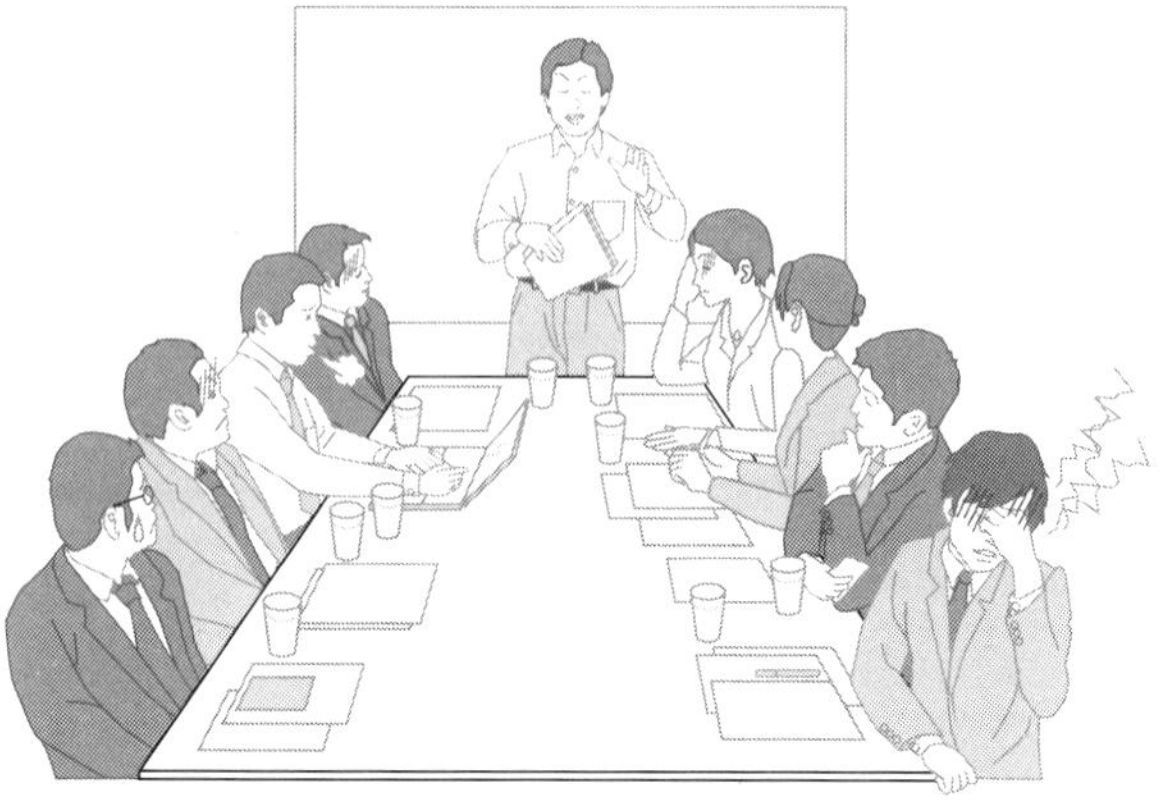

図3　長時間のクソ会議

を練ることなんだ」「強くなるため、健康になるため、平穏な心を得るためには何のこれしき……」といくら自分にいい聞かせながら呼吸法トレーニングに向きあってみても、結局強いストレスを受けていることには変わりがないので、やがて多くの人がストレスに負け、結果として呼吸法をものにできないまま終わってしまうのです。

なので私はあっさりとそう考えて、授業中と通学電車の中だけで呼吸法をマスターする、つまりは他の状況で行う必要はない、と決めてしまったのです。

そうしますと、とにかく信じられないくらい呼吸法に打ちこめる能率が高まったのです。数字でいえば少なくとも倍率が3ケタ、数百倍に達するほど、修行の効率が向上したのです。

考えてもみてください。通勤・通学電車の中では、誰もがむやみに手足を動かすことなどできません。よほど小さい子を別として、分別のある年齢に達していれば、電車の中などじっと座っているか立っている以外のことは許されません。

授業中にしても同じことです。

ビジネスパーソンの場合、授業を受けることはほとんどないでしょうが、会議の最中などは、じっとせざるをえない代表的な時間といえるでしょう（図３）。

ビジネスパーソンにとって、会議は避けられない宿命のひとつですが、多くの人にとってあれほどおもしろくない時間も他になかなかないはずです。顧客のところを何十軒も回ったり、データを整理したり、報告書を書いたり、アイディアを練ったりと、他にいくつもハードな仕事があるにもかかわらず、極論すればただじっと座っているだけでもいいような会議が、なぜあれほどまで不快でおもしろくないのか。

それは自分の脳が、誰にも関わらず、邪魔されることなく、何ごとかを操作できないという環境に、悲鳴を上げずにはいられなくなってくるからです。

だとすれば、逆に操作できるものを手に入れられれば、そこで思う存分脳が操作に没頭し、いくらでも楽しむことができるわけです。

そして、じっと座りながら、脳がなんらかの操作を楽しむのに、呼吸法ほど適したものは

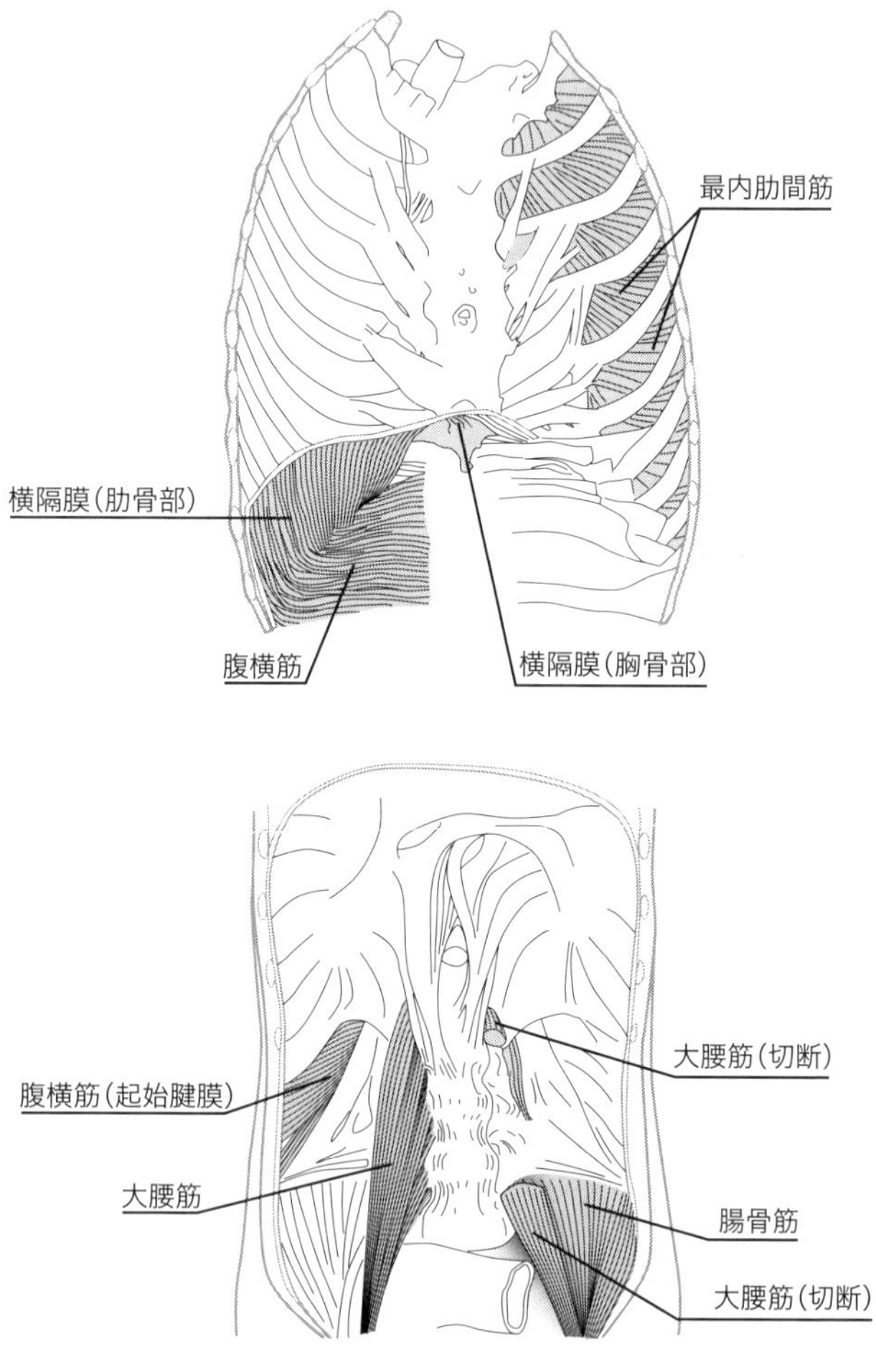

図４　体幹内の筋肉図

ないのです。

インナーマッスルを総動員

呼吸法というのは、自分の体幹の中にあるさまざまな筋肉、内外の肋間筋や横隔膜、腹横筋、さらには皆さんもご存じのインナーマッスル（深層筋）の代表、腸腰筋などを総動員して行う身体運動です（図4）。

ちなみにここで紹介した筋肉は、腸腰筋以外も厳密にいえばすべてインナーマッスルです。つまり、今日発達した競技スポーツの世界で、競技力を高める上で非常に大きなカギを握っている、最重要なファクターであるインナーマッスルだけを駆使する運動が、呼吸法トレーニングともいえるのです。

そんなスポーツの世界では、いちばん最後に手をつける最上位の筋肉のトレーニングを、いわば拘禁状態のような時間帯を使って、逆に誰にも邪魔されない自由な世界、自由な時間として価値を見いだし、そこにどっぷりと浸かって楽しむのが、私自身がまさに楽しんできた呼吸法の世界なのです。

そのおかげで、私は呼吸法に関して一切ストレスを感じることなく、遊び呆けるかのような楽しみ方で、呼吸法を上達させ、マスターしてきたのです。

それに対し、残念ながら従来の呼吸法に取り組んでこられた多くの方々は、決してそうではなかったはずです。いわゆる克己心（こっきしん）を奮い立たせ、「克己心を身につけることも呼吸法の大事な課題だ」といい聞かせながら、あるいは師匠にそう説得されながら、自分の自由になる時間、たとえば毎日の早朝や就寝前の30分、あるいは休日の午前中などに「9時から10時までは呼吸法をやるぞ」と決心して、トレーニングに向きあってきたことでしょう。

しかしそうした時間は、他に何でもできたはずです。パソコンに向かったり、テレビを見たり、読書もできればゴルフの練習にも行ける。散歩を楽しんだり、家族と買い物にも行けたでしょうし、映画や音楽も楽しめたはずの時間です。同じ身体運動でも、テニスやサッカー、ジョギングに山歩き、いろいろなこともできるわけです。

そうした貴重な自由時間に、じーっと座って呼吸法に取り組むというのはいかがなものでしょう……。たしかに克己心という言葉にはカッコイイ響きがありますが、はっきりいって、私はそうした取り組み方は間違っていると考えます。

ビジネスパーソンに限らず社会人なら誰もが仕事上のストレスを抱えていて、仕事からくるストレスから逃れられない宿命があります。ある意味、仕事というのはそのストレスを受けることの対価として報酬を受け取っている面があるので、それは致し方ないことです。

またそうした状況の中で、仕事を継続すること自体から、克己心はいくらでも鍛えられるもののはずです。

そうした現実があったとき、せっかく手に入れた自分の自由になる時間に、さらにストレスを発生させ続け、それを克己心の鍛錬で説明するような方法を選ぶ必要はさらさらないですし、同時に大きなマイナスだと考えられます。

平日の日中は、会社でストレス、そして帰宅後や休日までストレスでは、どんなに呼吸法の効果に期待をしていても、やっぱり続けることはできません。

このあとさらに詳しく語っていきますが、**呼吸法というのはある程度取り組んで上達してくると、まさにその効果が表れて、抗ストレス効果が得られるようになり、ストレスに強くなってきます。**さらに、自分がすでに受けているストレスに対しても、呼吸法の作用で減少させることができるのです。

マスターする上での重要な秘訣

このように呼吸法が上手になれば、確実にストレスに強い脳と身体を手に入れることができるのですが、残念なことに多くの人はその段階まで呼吸法が上達する前に、呼吸法自体からストレスを受け、そのストレスによってトレーニングに挫折（ざせつ）してしまうというのが現実でした……。

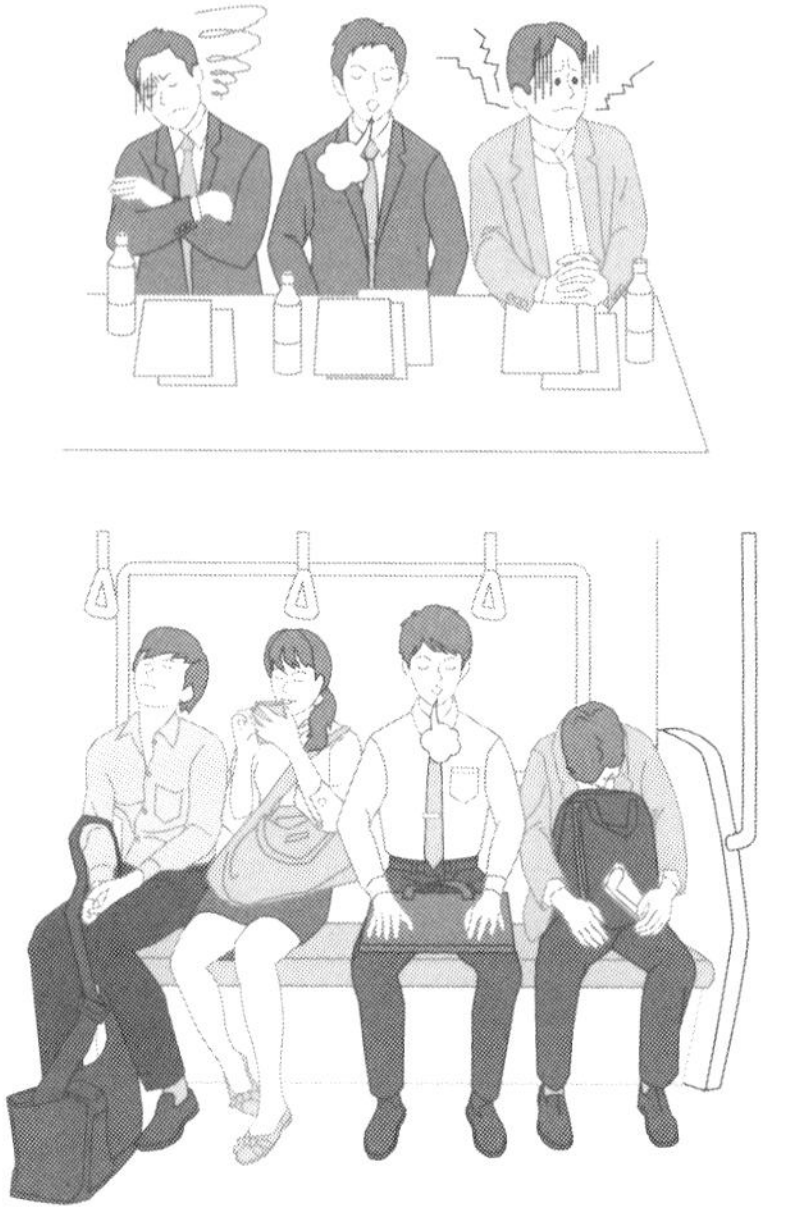

図5　会議と電車の中

また、仮にその大きな壁を乗り越えて、ある程度の呼吸法のスキルと能力を身につけたとしても、そのために貴重な自分の自由時間の多くを費やしたとしたらどうでしょう。

せっかく自由になる時間があるとしたら、呼吸法以外のもっと自分を高めるトレーニングや、自分がもっと楽しめる何ごとかに使ったほうが何倍もいいのではないでしょうか。だから呼吸法をトレーニングする「場」は、よくよく吟味する必要があるわけです。

ビジネスパーソンの皆さんでしたら、第一に会議、次に通勤電車の車内。この2つが呼吸法トレーニングの最上の「場」として私が強く推奨するシチュエーションなのです（**図5**）。

あとはそれに準ずる時間としておすすめなのは、就寝前、ベッドに入ってから寝つくまでの時間と、朝、目を覚ましてから実際にベッドから起きあがるまでの時間です。後者はとくに冬の朝はおすすめです。この時間がなぜおすすめかというと、寝た状態で与えられている過分時間だからです。

寝つきの良し悪し、寝起きの良し悪しは個人差がかなりあるでしょうが、この過分時間は意外にバカにできない長さがあります。

横になって身体が寝ている状態というのは、重力に対し垂直に立っている立位の姿勢に比べ、呼吸法を行う上でプラスの要素もたいへん大きいので、これもまた呼吸法に取り組むのにかなり適した時間といえるのです。

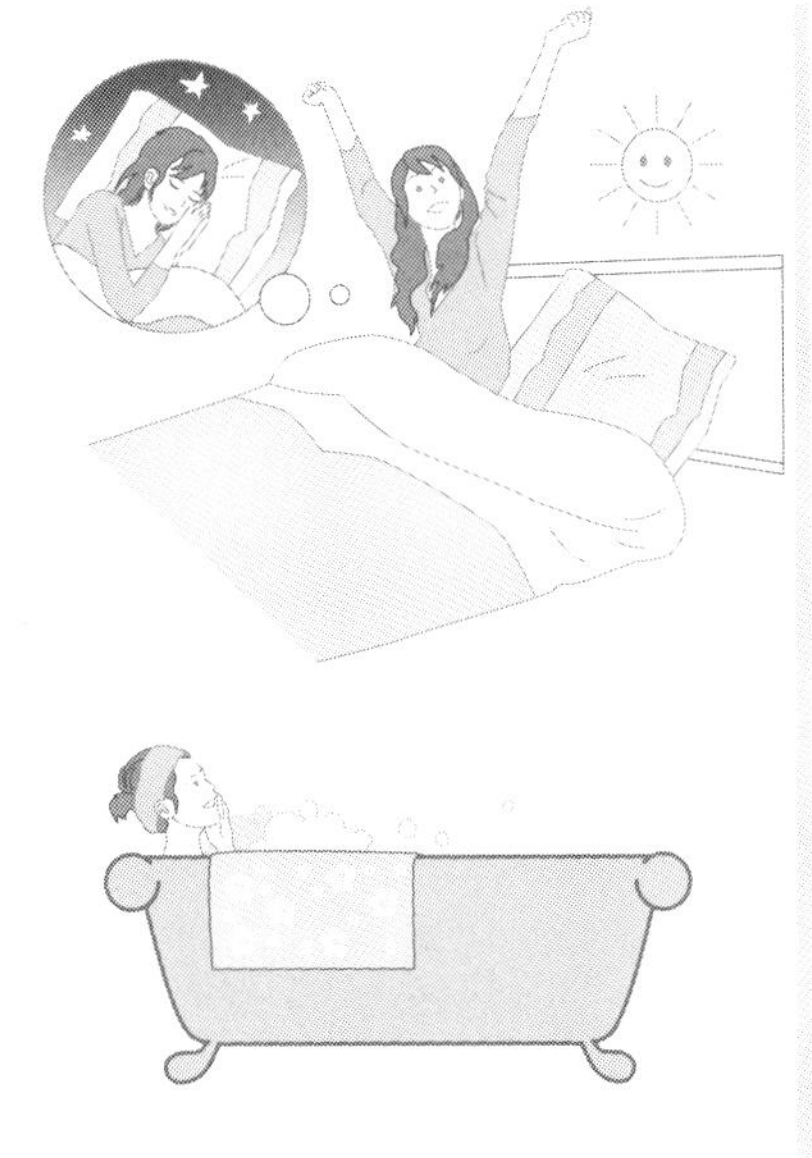

図6　就寝前と起床後、バスタイム

あとはバスタイム、入浴の時間なども呼吸法タイムとして活用していただきたい時間です。身体や頭を洗っているときならともかく、湯船につかっているときなどは、基本的にじっとしているだけで、何かをやるとしてもせいぜい鼻歌を歌うぐらいでしょう（図6）。

でも考えてみれば、鼻歌も一種の呼吸法ともいえるわけです。湯船の中というのは、身体が普段よりもゆるんで気持ちがよくなり、さらに水圧が腹部などに加わるために脱力状態で息を吐けるので、呼吸状態がよくなるのです。

自律神経でいえば、リラックス状態を昂進（こうしん）させていく副交感神経が優位になり、脳もリラックスして、普段であれば歌というのはなかなか気軽に歌えないものですが、湯船の中では非常に気楽に、頼まれもしないのに歌えてしまいます。

これは間違いなくよい呼吸状態になっているわけですから、そうした環境下で術技として覚えた、いわゆる技術性の高い呼吸法を軽～くやってみると、思いのほかうまくいくのです。

そんな気軽なシチュエーションでたいへんいい呼吸ができると「おお、オレ、なんか呼吸法がうまくなったぞ」と、呼吸法のよさを実感したり、自分のトレーニングに自信を持てたりできることでしょう。

またさらにライトなところでは、音楽を聴（き）いたりテレビや映画を観たりするシチュエーションも、ながら鑑賞が平気という人にとっては意外に使える場として役立つこともあります。

というわけで、ここで紹介したようなシチュエーションで呼吸法に取り組むことが、呼吸法をマスターする上で、重要な秘訣となるので、まずはこのことをよくご理解ください。

なぜクソ会議や通勤電車の中がいいのか

ところで私は呼吸法の専門家にとどまらず、人の能力の解析とその向上法の研究開発こそが専門で、呼吸法もその研究の一分野という位置づけになっています。そうした能力の研究においては、なんといっても人の能力の高い・低いは何によって決まるのかが重要な研究課題になってきます。

そしてそれを明らかにし、ストレートに低い能力を高い能力にするための方法の研究もたいへん専門的に行っています。

と同時に、その人が一体どうやって人間として生きて生活しているのか、その生活全般を丸ごと捉えて、高い能力を得ていくための改善法がもっとも合理的に効率よく、ストレスが少なく可能になるかという研究にも、並々ならぬエネルギーを注いでいます。

こうした観点を持たないと、いくら素晴らしい能力開発メソッドを考案しても、人々が生活の中でそれに取り組んでくれなければ、結局、能力開発に成功することがないからです。それでは意味がありません。

やはり人間は丸ごと生きている全体の中でしか存在していないわけですから、その丸ごと生きている全体において、取り組むことができる体系でなければ、能力改善の成功にたどり着くことができないのです。

ゆえに呼吸法に関しては、前述のようにきわめて特殊な身体運動ですから、トレーニングの時間あるいは機会というものを、過たず生活の中に見つけることが肝要なのです。

そうした観点から考えたとき、ビジネスパーソンでしたら常日頃から無為無駄な、でも避けられないクソ会議というのがたくさんあるはずです。同じ会議でも、自分がリーダーシップをとるような会議であれば、少なくとも自分にとってはクソ会議ではありません。

しかし、上司がリーダーシップをとるような会議は、しばしばクソ会議になりがちです。とくに役員クラスや部長クラスが部下に檄を飛ばすような会議などは、表向きは部下の意見も聞くようなそぶりを見せながら、結局は自分がいいたいことをしゃべり続けているだけ、ということになる場合が多々あります。

そうした会議こそ、じつは呼吸法天国にふさわしい典型的なクソ会議といえるわけです。これは実際に実践していただければ、本当によく実感していただけるはずです。これまでも私の呼吸法の指導を受けて、クソ会議の会議中を呼吸法のトレーニングの場として活用して素晴らしい成果を上げている人が、すでに大勢いらっしゃるんですが、その人たちがこぞってそういう感想をおっしゃってくれます。

「本当に呼吸法というのは、つまらない会議中であればあるほど、効果的ですね」と語ってくれますし、「通勤電車の中でやる呼吸法は最高です」とも報告してくれます。

こうしたコメントが寄せられるのは、前述のような背景があるからです。

クソ会議にしても、通勤電車の車内にしても、拘禁状態に陥っているので、その中で自由は徹底的に制限されています。クソ会議でいえば、あなたの自由はその会議のリーダーや上司に握られているわけで、まったく自由がききません。

かつて体育会系などと呼ばれる環境では、もっとも下位の者に対し「ここでお前に許されている自由は、息を吸って吐くだけだ」なんてこともいわれていたそうですが、その言葉どおり、呼吸法なら拘禁状態のクソ会議の会議中でも、誰にもばれずに、誰にも邪魔されずに、思う存分取り組むことができるのです。

しかも本書で紹介するような科学的にデザインされた呼吸法は、競技スポーツ選手でいえば、世界の頂点を争っているような人たちが、本当に懸命になって使いこなそうとしているインナーマッスルを駆使するわけです。ですからそれに打ちこむことさえできれば、それがおもしろくないわけがありません。

そして打ちこむことでインナーマッスルを駆使することができるようになると、次々に自分に高機能、つまり自分をよりよい状態へ持っていってくれるような効果が表れてきます。

しかもその働きはほとんど即時的です。

逆にいえば、ストレスフルに呼吸法に取り組むがゆえに、多くの人は失敗してしまうのです。つまり、自分の自由が許されているような時間と場所で、本当は動きまわりたいのに、「いや、自分を高めるためには、呼吸法に取り組まなければならない」と克己心を奮い立たせて行ってしまうので、わざわざつくりだしたストレスに襲われながら呼吸法をやっていることになるからです。

そうなると、ストレスに抵抗することに脳の意志の中枢である大脳前頭前野の機能が消費されてしまう結果、前野はストレスなく取り組める大脳新皮質で広い領域を占める手足の運動野・感覚野にその対象をシフトするために、体幹を支配する運動野・感覚野の狭い領域に打ちこむことができなくなってしまうのです。

ところがクソ会議や通勤電車の中なら、はじめから手足を動かすことができないという高ストレス下に置かれているために、体幹内という脳の支配領域の狭いところに打ちこむことでストレス状態から抜けだせるので、逆に救われたような気分で楽しく、存分に打ちこむことができるのです。

したがって、これは実際にわざわざ呼吸法を自分の自由になる時間をとってトレーニングするより、クソ会議中に取り組むほうが、明らかに脳の支配領域が狭く感じにくい体幹部分がよりわかるようになり、ずっと上達が早まるのです。

これは私の教えに従って、クソ会議中に呼吸法に取り組んでみた人の大半が異口同音、同じ感想をおっしゃっています。

だから、「もしクソ会議がなかったら、呼吸法はうまくならない」「行き帰りの通勤電車がなかったら呼吸法が上達しない」ともいえるのです。これは冗談でもなんでもなく、じつに呼吸法と人間の真理をついた話なのです。

私はたびたび企業の講師に招かれる機会があり、呼吸法を教わりたいというリクエストをいただくことも多いのですが、そうした講演にうかがった際、参加されているビジネスパーソンに「皆さん、手を上げにくいでしょうから、手を上げなくてもけっこうですが、クソ会議に参加したことはありますか？　もちろん全員ありますよね（笑）。だったらよかったですね～。クソ会議に出席する機会がある人なら、必ず呼吸法がうまくなり、ものにすることができますよ」と語ります。

すると出席者は、「えっ」と驚き、ざわめきます。

そのざわめきをよそに、私は次の質問を投げかけます。

「皆さんの通勤手段は何ですか？　自宅から電車で通勤されている方、ちょっと手を上げてみてください」と。すると大半の人が挙手されますので、すかさず「よかったですね～。いま手を上げてくださった方は、確実に呼吸法が上達します」。

でも中には、クソ会議の経験もなく通勤電車も使わないという方が、ごく稀にいらっしゃいます。

そうした方には、「あなたはクソ会議に出る機会もなく、通勤電車も利用されていないんですか？　それはお気の毒に。申しわけありませんが、あなたには呼吸法がうまくなるチャンスがほとんどありません。あきらめてください（笑）」というのです。

先に説明したとおり、科学的なメカニズムから考察してみても、初心者にとって呼吸法はクソおもしろくもなく、時間の無駄のようにしか思えない会議の最中や、毎日「やってられないよ」と思うような通勤電車の中だからこそ、うまくなるのです。他ではうまくなれないのです。

医師や看護師の場合

というわけで、皆さんも今度クソ会議に出席する機会に恵まれたら、だまされたと思って呼吸法に取り組んでみてください。この本を読んで、この本に書いてあることさえ実践していただければ、悪夢のようなクソ会議がおもしろいパラダイスに確実に変わります。

前述のとおり、すでに実践し、クソ会議をパラダイス化することに成功している方はたくさんいらっしゃるので、あなたもぜひその仲間入りをしてください。

それから、電車、飛行機、バスなど、自分が運転しない交通機関での移動中は、すべて呼吸法パラダイスとして活用できますし、さらには就寝前・起床後の布団の中や、入浴中なども準呼吸法パラダイスにすることができるのは、前にいったとおりです。

また、24時間365日稼働している職場の方々なら、もうひとつ呼吸法を上達させる時間帯に恵まれるチャンスがあります。たとえば医師や看護師の方々。

私は十数人の医師・医学者・運動科学者でつくっている健康開発に関する医科学研究会の座長も務めているのですが、そのメンバーには呼吸法や、第2章で紹介する私の考案した「ケアサイズ」をマスターしている人が何人もいます。

そんな彼らがいうには、「当直を引き受けた晩は、たいへんうれしい」とのこと。なぜなら、当直夜勤の日には、少なからず待機時間があるからです。その待機時間を使って呼吸法のトレーニングを行っているので、当直のおかげで呼吸法のめざましい進歩が見られる、というのです（**図7**）。

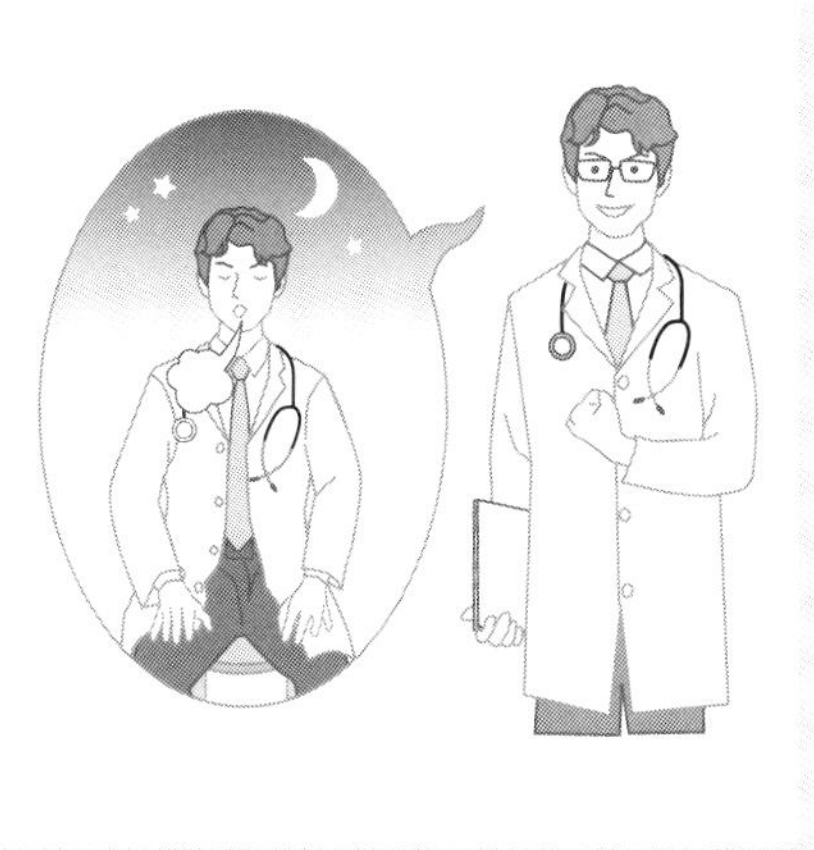

図7　当直を引き受けた晩

呼吸法にも、じつはたくさんの種類があるのですが、彼らが当直夜勤のときに取り組んでいる呼吸法は、本書の第3章で紹介している「入り口にして究極の呼吸法」である「ベース」（基礎呼吸法）が中心です。

呼吸法の世界は、この「ベース」を出発点に、さまざまな応用的効果のある呼吸法が枝葉のようにいくつも存在します。

それらの方法をうまく挟みこみながら、夜勤の合間にトレーニングすることで、彼らは呼吸法の上級者に成長しつつあるわけです。

もちろん、当直夜勤の医師の仕事は、非常にハードで重たい面もあるわけですが、連日毎晩忙しいわけではなく、急患が少ない夜や、病棟からの呼びだしが少ない夜もあります。そうした夜は、待機しながら呼吸法を何時間もやってしまった、という日もあるそうで、思わず「一晩で、ずいぶん呼吸法がうまくなっちゃったな〜」とつぶやいた朝も少なからずあった、という報告も受けています。

いずれにせよ、そうした体験を持っている医師たちにいわせると、「とにかく、待機時間にただ仮眠をしていたり、本を読んだり、なんとなくボーッとしてうろちょろしていたりするときと、呼吸法をやって過ごした晩とでは、3つの点で大きな違いがある」そうです。

ひとつは、呼吸法をやっているといい意味でまったく眠くならない。

正しい呼吸法を行うと、寝てはいけないときにまったく眠くならずに済むようになります。

そして寝たいときには、短時間でもアッという間にいい睡眠が取れるのです。

２つ目は、いざ出番が回ってきたときに、普段よりも格段に高い仕事能力が発揮できる。とくに、待機から本番に切り替わったとき、その瞬間からいきなり本人のピークパフォーマンスに持っていける点が決定的に違う、と彼らはいっています。

当直の医師が呼ばれたとき、彼らは待機エリアから治療エリアに向かう間、自分の能力を呼び覚ますようなことを自分に働きかけながら、小走りに廊下を進むわけです。

医師の仕事というのは、ドラマなどでは何気なく見ることができますが、実際は人の生死がかかっている現場であって、人間の能力の中でももっとも高能力が要求される分野のひとつです。

だからいざ急患が運ばれてきたときや、入院患者の容体が急変したという報が入ってきたとき、「ああ〜、疲れてるなあ〜。眠いなあ〜」なんて状態のままでいたらたいへんなことになるわけです。

ゆえに、必ず自分を叱咤激励しながら、自分の身体と脳の状態を高めつつ、現場に急行するわけです。

ところが呼吸法が上達してくると、そのウォームアップする作業がいらなくなるのです。待機エリアから現場に行くだけで、最高の自分に苦もなく一瞬でなれるのです。

そして最後のひとつは何かというと、そうした仕事を終えた後の疲労感が、驚くほど少なくなるということです。

身体はもちろん、心まできわめて落ち着いた状態でいられると、非常に好評を博しています。

彼らの場合、その仕事を終えた後、もし休めるのであれば、いきなり深く快適な眠りにつけるし、そのまま仕事を続行しなければならないときにも、もっとも疲労感の少ない状態で、仕事が継続できる、ということをいっています。

これは非常に条件が過激な場合ですので、ここから得られる知見はたいへん重要です。

おそらく本書を手に取られた皆さんは、それぞれ自分の置かれている条件、状況に厳しさを感じられているはずでしょうから、大いに参考になる部分があるのではないでしょうか。

生放送も呼吸法で乗り切る

もうひとつ、テレビ番組にゲスト出演するケースのお話もしておきましょう。

ご存じの方もおいでになるでしょうが、私も今日までさまざまなテレビ局から出演の要請があり、スポーツを中心に人間の能力についての科学的な解説や、ゆる体操（ケアサイズの元になった健康&能力開発のための体操法）を中心とした健康法や呼吸法の指導を数多く行ってきました。数えてみると、これまでに大小１００回以上の企画に関わり、番組に駆りだされてきています。

そんな経験から、テレビの番組制作の現場における、本当にいろいろな方向での過酷な扱いを経験させてもらっています。

その中から、「ああ、これはビジネスパーソンの世界でも役に立つな」と共感していただける具体例をいくつかご紹介させていただきます。

ひとつは某国営放送的放送局のたいへんさです。この某国営放送的放送局のたいへんさというのは、ずばり時間のまどろっこしさに尽きるといっていいでしょう。さらに、非常にお役所的な規制の厳しさと困難さもつきまといます。

たとえば、こんなことがありました。その日は出演時間が午後の1時半だったのですが、先方が放送局に来てほしいと指定してきた時間は、朝の9時でした。

9時に放送局に到着しても、控え室に通されてまずは待機。30分以上待たされたのちに、最初の打ちあわせがあり、それからだいぶ経って1回目のステージでのリハーサル。その後は一緒に出演するタレントさんやゲストの方々が揃うまで再び待機。でも出演者全員が揃うのは、かなり本番が近づいてからなので、この間の待機時間は1時間以上になります。

そして全員が揃ってから、本番前のリハーサルがあって、それから本番までまたしばし待機となり、ようやく本番にたどりつくという次第です。

結局、本番までにトータルで3時間、4時間待機時間があるのがざらなのが、某国営放送的放送局の状況です。

しかも番組内でどんな内容を紹介するかについての融通がほとんどきかないのが通例です。現場でいろいろ擦りあわせていくときに、はじめて詳細な先方のテレビ局側の狙いがわかることもあり、そうした場合に「ご希望もわかりますが、そうしたことが狙いなら、その部分には別の話題とメソッドを持ってきたほうが、視聴者にもわかりやすいですし、喜んでもらえますよ」と専門家としてアドバイスしても、すんなりとは受けつけてくれない場合が多いのです。

その点、民放各局でしたら、「そうですか。専門家の方がそうおっしゃるんでしたら、そうしましょう」と、わりと素直に私の提案を受け入れてくれることが多いので、これは際立った特徴といえます。

ちなみに、第6章で、「本番に強くなる呼吸法」というのを紹介しておりますが、いうまでもなく著者である私自身がその呼吸法の第一の実践者であるわけです。したがって、民放各局だけでなく、某国営放送的放送局に対しても必要なときには「本番に強くなる呼吸法」を使って、交渉ごとに望んでいます。

そのおかげで、上手な交渉を重ねることができ、ずいぶん私どもの意見を聞いていただけるようになってきたことも事実です。

私の場合、単に身体の専門家としての意見だけではなく、数多くのテレビ番組に出演させていただいた立場から、「それならこうしたほうが視聴者がわかりやすいんじゃないですか」「喜ばれるんじゃないですか」と提案できることも幸いして、頑なテレビ局側のプランどおりいきたいという意思を、うまいこと溶かしほぐすことができることも役立っていると思っています。

一方、民放各局には問題がないかというと、そんなことはまったくなく、某国営放送的な所とは正反対の困難さを抱えています。

とくに厄介なのは生放送の報道番組内のコーナーに出演するときです。そうした番組には、本番中に飛びこみのニュースが入ってくることが珍しくありません。

私が関わった報道番組では、夏の甲子園期間中に「甲子園出場名門校の暴力事件」のニュースがちょうど飛びこんできたということもありました。

そうした影響で、事前に綿密に打ちあわせした当初10分間だった体操の指導が削られることになったのです。アナウンサーも他の出演者もすでに、スタジオで準備万端、あと10秒でオンエアという段階で、臨時ニュースが入ってきたわけです。当然番組スタッフも大慌て。

スタジオ脇に控えている私に「先生、こうしたわけでして、ちょっと体操の時間を削らせていただいてもいいでしょうか。ちょっと現時点では何分取れるか確約できませんが、とりあえず、３つ紹介していただく予定だった体操を2つにしていただいて、あとのアナウンサーやゲストとの掛けあいは、予定どおりということで……」と。しかし本番が進むうちに、時間はさらに押してきます。「先生、どうやら5分ぐらいになりそうで」↓「3分半でお願いします」↓3分半でも出られない、結局2分50秒ぐらいになったとき、「先生、もう内容はすべてお任せしますんで、なんとかお願いしまーす！」と、こう来たわけです。

普通なら、大いに困惑するところでしょうが、私は何ごともなかったように、当初から2分50秒の内容で考え抜いてきたかのようにふるまって、いきなり視聴者の気持ちをつかんで、スタジオ全体を巻きこんで楽しく紹介し、私の体操の本当の魅力を余すところなく伝えることができました。おかげで番組スタッフにはたいへん感謝をされたことを覚えています。

真のピークパフォーマンスを引きだせる

私にしても非常に力が問われる局面でしたので、さすがにまったく緊張しないということはありません。

ただ、この緊張は能力を封印するマイナスの緊張ではなく、ものすごく高まったいい緊張感だったのです。だから、結果として本番を大いに楽しめましたし、「今回はたいへんでしたね。こんなことは二度とゴメンだ、って感じですよね」とディレクターに聞かれたときも、「いいえ、いい経験をさせていただきました。むしろ何度でも経験したいぐらいです」と答えたものです。

というのは、このときの私はスポーツでいうところの、ピークパフォーマンスを体現していたからです。簡単にいえば、ウサイン・ボルトが100メートルを走って、世界記録を塗り替えたときのような状態だったということです。

ではなぜ、そのような切羽詰まった状況下で、ピークパフォーマンスを引きだすことができたかというと、テレビ局入りして待機させられていた間じゅう、ずーっと呼吸法をやっていたからです。

そうすると脳の活動状態が最高の状態になっていくのです。

この番組のケースでも、あらかじめ綿密な打ちあわせを行っており、アナウンサーやゲストの方を交えて、立ち位置はこう、導入はこう、途中でこういうやり取りを行って、最終的にこう決めて、こうしめる、ということまで煮詰めてあったわけです。

でもそのシナリオは、臨時ニュースで突然変更を余儀なくされてしまいます。それでも番組ディレクターはなんとか当初のシナリオを維持しようとし、「臨時ニュースが1分後に終わったらココからはじめましょう。2分後に終わったらココ、3分後だったら……」という考え方で、最初につくっておいた流れにすがりついているわけです。

しかし、尺（時間）が短くなれば、当然内容も話も変える必要があるわけです。だから、1分短縮バージョン、2分短縮バージョン、3分……と2段構え、3段構えでディレクターなりの対応策を考えてくれます。ところがそれが次々につぶされていき、最後はお手上げとなってしまい、「あとは先生、お任せしまーす！」と、こちらに丸投げすることになってしまったのです。

そうした状況下で、もともと決まっていた台本以上に、私は素敵な内容に組み替えて、本番を終えることができたので、「これだったら、何度でも経験したい」と思ったのです。

なぜそんなことが可能になったのかというと、まさに呼吸法の成果です。

呼吸法をやっていると、脳の状態が、決められたことをそのままやり遂げる能力も最高潮になりますが、同時に予定がすべて飛んでしまい、瞬時に創造的対応が求められるような場面でもへっちゃらで、最高の創造的な脳の働きができるようになるからです。

つまり、決まったことをきちんと遂行する、いわゆる「繰り返し脳」「再現脳」と、一瞬の変化に対応してクリエーションを担当する「創造脳」がどちらもピーク状態に達することができて、しかもそれをどちらも維持することができるのです。

だから、このときのように2段、3段重ねで用意したプランがことごとくポシャリ、最後にディレクターが半ば（なか）パニックになりながら、「先生、お任せしまーす！」とバンザイしてしまうような状況になる過程で、こちらも真のピークパフォーマンスを引きだすことができたのです。

逆にいえば、そこまで追い詰められなければ、私にしてもピークに達する必要はないので、その手前で済ませてしまったはずなのです。

というのも、どう考えても脳のパフォーマンスは、「再現脳」より「創造脳」でのパフォーマンスのほうが高いからです。

「再現脳」を活用する場合、事前に時間をかけて練っていることを再現するだけなので、それほど高いピークは必要とされません。もちろんリハーサルと本番では、細かいところは違うでしょうし、時間が制約されたり、導入が変わったり、まわりが焦（あせ）っていたり、緊張していたり、といったことはあるわけですが、やっぱりそうした「再現脳」と「創造脳」のピークとでは当然ながら差があります。

というわけで、これらの私の経験談をお読みいただくと、「なるほど。呼吸法というのは、仕事というもののきわめて多くの場面で役立つものだ」とおわかりになっていただけるのではないでしょうか。

第２章　潜在能力を殺す「疲れ」を撃退する

「ケアサイズ」――とびきりの疲労回復メソッド

前章は、無駄な時間があるという自覚のある方にとっては、この無駄な時間こそが宝の時間、天国の時間になるという、目を覚まさせられるようなお話だったのではないでしょうか。

それは単に無駄な時間だから、その時間に何かに取り組めば有効な時間活用になるという発想などではなく、呼吸法というものが持っている他のものにはない特性、そもそも手足を動かす必要がなく、むしろ自由になれない拘禁状態のほうが呼吸法トレーニングに適していて、なおかつ自由時間に呼吸法トレーニングに取り組むと必然的に疑似（ぎじ）拘禁状態にならざるをえない特性から、無駄な時間こそが天国に思えるほど有効な時間になるという内容でした。

また「はじめに」において、「疲れを感じることがある」「無駄な時間があると感じている」「本当の自分の可能性に出会いたい」のいずれかに当てはまる人は、本書の読者として最適であるという話をしましたが、**本章ではその「疲れを感じることがある」という方に向けて、最先端の疲労回復についての研究成果から生まれた、とびきりの疲労回復メソッド「ケアサイズ」をご紹介していきます。**

その具体的な方法は、あまりにもやさしくて簡単、しかしその効果はあまりにも絶大というものですので、大いに貪欲に期待して取り組んでみてください。

さて、ひとことで「疲労」といっても、その疲労についてもさまざまな領域があるわけですが、ここでは主に3つの領域について重点的に取りあげていくことにいたします（図8）。

1つ目は、脳・神経系の疲労を劇的に解消する方法。

2つ目は、心臓・循環器系の疲労を劇的に解消する方法。

3番目が、腰・脊椎（せきつい）系の疲労を劇的に解消する方法です。

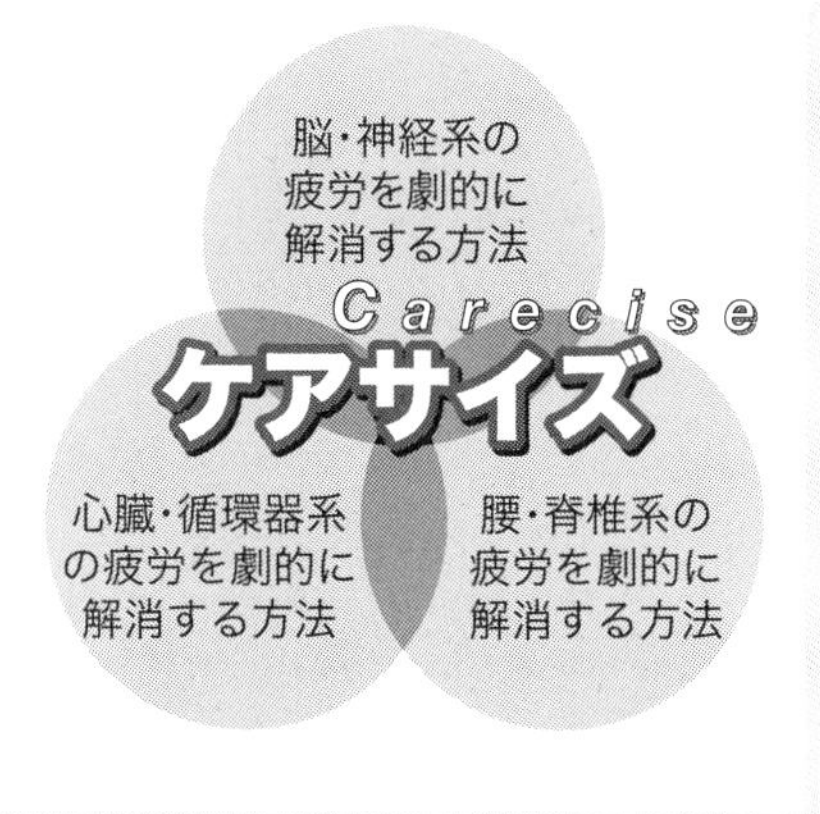

図8　3つの領域の疲労

皆さんはご自身がどの程度の人間であるか、自覚されていらっしゃるでしょうか？　つまり、仕事能力を中心に、人間としての器量がどれほどのレベルにあるかということです。

優秀な人物、そこそこ優秀な人物、標準的な人物、ちょっとできない人物、かなりできない人物と、簡単に考えても5段階評価ぐらいはすぐにつけられることでしょう。

そうした中で、自分というのは「きっとこのぐらいのポジションだよな」といった感じで、あまり意識せずとも自然に行っている自己評価というのがあるはずです。これはもちろん、周囲の人に向かってもあるはずです。

ところが皆さんが行っているそうした自己評価は、おそらく完全に間違っているのです。どういうことかというと、人の能力、器量、要するにどれぐらいできる人物かというのは、皆さんを含めすべての人が、著しく過小評価している事実があるからです。

なぜそれが著しい過小評価だといい切れるのかというと、それは誰もが本当の自分の能力に出会っていないからなのです。つまり判断の仕方が間違っているのではなく、皆さんを含む判断を下される側の能力が、じつは間違っているということです。

自分がどれぐらいできる人物なのかを量るとき、現実にできる・できないという経験を何度も何度も繰り返し、その経験値からおおよそ自分の能力はこのぐらいだろう、と評価するのが普通です。これはその能力をどう判断するかではなく、能力自体がこのぐらいだという事実があるということです。しかし、じつはそれが間違っているのです。

というのも、ひとつひとつの自分ができる・できないという事実の積み重ねがあったとしても、その人本来の能力をきちんと発揮していれば、誰もが例外なく事実よりも確実に質量ともに高い能力を発揮することが可能だからです。

これは私の長年の研究から判明したひとつの事実です。

ではなぜポテンシャル（潜在的な能力）はあるのに、その能力をつねに引きだせないままでいるのか。その理由が皆さんとっても気になるところでしょうが、誰にとっても共通で、**人のポテンシャルを封印させる最大の原因こそ、じつは「疲労」**なのです。

とくにビジネスパーソンにのしかかっている疲労というのは、主に３つの領域の疲労で、それが前記の脳・神経系、心臓・循環器系、腰・脊椎系の疲労です。

これらの疲労について、少し説明をしておきましょう。

誰もが脳疲労を抱えて生活している

まずは脳・神経系の疲労です。これはわかりやすくいえば脳疲労（時に眼精疲労も含む）です。おそらく自覚はないかもしれませんが、皆さんの脳は確実に疲労しています。

思いだしてみてください。たとえば、仕事が山積した状態で「やらなくちゃ」という意思はあるのに、目の前に黒いベールが下がってきているように思えて、頭がすごく重たく感じられ、ぜんぜん集中できないというケースです。

また、頭が固まったように動かなくて、頭を少し後ろに傾（かし）げながら、首を振りたくなったり、手で頭を叩（たた）きたくなったり、しまいには壁に頭をコツコツぶつけて、何とか頭をすっきりさせたいといった場合もあるでしょう。さらには、イスやソファーの背もたれに寄りかかって、頭をゴロゴロとこすりつけたくなったりした経験があるはずです。

そのときこそ、皆さんが脳疲労を自覚している瞬間です。ここまでお話しすれば、「脳疲労という概念があるとすれば、その状態はたしかに脳疲労といえるだろう」と同意していただけることでしょう。

ただし、こうして皆さんが脳疲労を自覚できる状態というのは、かなりひどい脳疲労を起こしている状態で、これよりずっと程度が軽くまったく自覚できないときでも、日夜皆さんの脳は疲労し、疲れ切っているのです。

ご参考までに、研究で判明したもっともひどい脳疲労の状態もご紹介しておきましょう。それは脳疲労によって目が飛びだしてくる状態です。目が飛びだしてくるように感じるとか、そのように見えるというのではなく、眼球が眼窩（骨）からはっきりと飛びだしている状態になるのです。

そこまで脳疲労が進めば、当然激しい頭痛にも見舞われますし、ひどい眼精疲労も起こします。

ではなぜ脳が疲労すると、眼が眼窩から飛びだすようになってくるのか。それは、**脳が疲労によって腫れてくる**からです。普段あまり使わない筋肉を酷使すると、その筋肉が炎症を起こし、腫れてうずいて、夜なかなか眠れないということがありますが、それと同じように脳も生体ですので、酷使すると同じように腫れるのです。

そうすると脳圧がすごく高まり、脳が腫れた影響で、眼球などが外に押しだされてしまうのです。そうして眼球が飛びだしてきても、なお脳に負担をかけ続けると、しまいには耳の中の内耳・中耳が圧迫され潰されて、音がよく聞こえなくなり、耳の奥がかゆくてかゆくてたまらなくなり、身体のバランスがうまく取れなくなって、フラフラとかなり不安定な状態になってきます。

これでもかなり危険な状態ですが、それでもなお放置して脳を使い続けていると、脳の圧力が今度は下に向かい、口腔の奥、わかりやすくいえば喉チンコがどんどん押しさげられるようになり、気道につながる喉チンコの脇の２つの穴がふさがりかかり、息を吸うことすらたいへんになってきます。

そうなると、舌奥の表面のざらつきによって、喉チンコ周辺の粘膜を傷つけ、ひどいときには舌の動きによって擦過傷を起こすこともわかっています。擦過傷を起こした部分は、白くただれて、まるでひどい口内炎のようになりますが、通常、そんなところに口内炎ができることはありませんが、もしここに口内炎ができたら……。痛くて完全な流動食以外には食事がとれなくなります。

これが私が研究・調査によって見つけだした、脳疲労がきわまったときの症状です。

さすがにこうした症状が現れれば、医学的にはもちろん、本人も「これは脳疲労だ」と自覚できる可能性があります。仮にいままで脳疲労の自覚がなかった人でも、本書を読んで「ああ、あの黒いベールが下がってきているような感じで、まったく集中できなかったのは、脳疲労の影響だったんだな」とか、「頭を左右に振ったり、首をソファーの縁などにこすりつけたくなったときのアレは、脳疲労だったんだな」とおわかりになったことでしょう。

でもそれらは、かなり激しい脳疲労状態のときの症状なのです。

脳・神経系の疲労解消メソッド

驚くべきことに、私が脳疲労の研究・リサーチの過程でわかったことは、本人にはまったく脳疲労の自覚がないような、普段どおりのコンディションでも皆さんは脳疲労に晒されているという事実です。

つまり、皆さんはご自身にとって「今日は普通の健康状態だな」と思えるような日であったとしても、脳疲労を抱えて生活されているのです。

だとすれば、一体いつならその脳疲労から解放されるのか。それは何年かに一度訪れるか訪れないかというほど稀な絶好調のひとときです。素晴らしい集中力で、発想も冴えわたり、しかもそれが持続する。そのときだけが、脳疲労から解放され、本来の皆さんの能力を発揮している時間です。

皆さんはその日が何か特別な一日で、宇宙の周期の影響とか、バイオリズムじゃないし、まったく原因はわからないけど、何か特別な要因が重なりあって、自分が特別に高能力の状態になったのだろうと思われるのではないでしょうか？

でも事実はそうではないのです。その日が特別に高能力だったわけでなく、それが皆さんの本来の能力だったのです。つまり、皆さんが絶好調だと感じたときの能力こそ、皆さんのベースとなるそもそもの能力だということです。

つまり、皆さんが何年かに一度と思うような絶好調の日のそのパフォーマンスこそ、本来基準となるべき能力なのです。だから、その日だけが特別に何かができるわけではなく、もともとできたことができただけなのです。

ではなぜ、その本来の能力が何年に一度しか発揮できなくなってしまうのか。

それは普段、恒常的に、皆さんの能力を封印させる強いマイナス要因が働いているからに他なりません。そしてそのマイナス要因の大半を占めるのが、じつは脳疲労なのです。

これまで世の中には、脳が疲労するという考え方や脳疲労という概念がなかったので、従来ほとんど問題視されることがなく、今日を迎えてしまったわけですが、私の長年の研究により、ようやくこのメカニズムが解明されたという次第です。ちなみに「脳疲労」という概念も、私が専門的につくった概念です。

そして実際に脳疲労を効率よく解消する実験を繰り返した結果、「何年に一度の、ちょっと信じられないぐらい今日は冴えている」といったときのパフォーマンスこそが、その人のベースラインとなる能力だということが証明されたのです。

つまり、その状態を体現しキープするには、脳疲労を解消する方法を正しく学び、それに日々取り組めばいいということです。そうすれば、「今日の自分はどうかしている」と思えるほどのハイパフォーマンスをいくらでも再現できるようになり、それを日常の能力とすることが可能になります。

さらにいえば、このようにして、脳疲労の解消を習慣化し、普段から脳に疲労が蓄積しないようにしていると、今度はそのベースラインそのもの、平均値そのものが上がってきて、当然ピークパフォーマンスも上がり、さらに脳のケアを続けていけば、能力が底あげされ……と、天井知らずで自分を高め続けることができるのです。

そのための大きなカギを握っているのが、脳・神経系の疲労解消メソッドなのです。

全身疲労が心臓疲労のシグナル

次は心臓・循環器系の疲労についてのお話です。

心臓・循環器系の疲労というのは、簡単にいえば心臓疲労のことなので、これもまた皆さんピンときづらい疲労でしょう。

「えっ、心臓の疲労？　心臓が痛くなったような経験があるわけではないし、さすがにそれは自分には当てはまらないような気がします」と思うかもしれませんが、心臓に痛みを感じるというのは、いわゆる狭心症（きょうしんしょう）といった極度の疲労、もしくは病的な状態ですので、すぐに専門的な治療が必要になるレベルです。

しかし、そこまでひどくなる前に、脳のケースと同じように、その手前の疲労状態が何段階もあるのです。たとえ心臓になんら不具合を感じていない人であっても、現代人は皆一様に日々心臓・循環器系の疲労を抱えながら生きているのです。

では、心臓・循環器系が疲労するとどうなるか。

心臓・循環器系が疲労すると、必然的に体内の循環機能全体が低下します。これは生体全体にとってたいへん深刻な事態なので、ゆえにこうした疲労を、脳は非常に敏感に感知します。心臓の不具合は生死に直結する問題なので当然です。

つまり、脳が心臓の疲労の兆候を感知するとき、まず全身疲労というかたちでシグナルを発します。このとき「なにかドッと疲れた」「頑張れない」「頑張りがきかない」といった感じが自覚されるだけであって、心臓自体の疲労として自覚することは決してありません。

だからどうなるかというと、身体を横にし、寝たいという気持ちになります。ただし、寝たからといって、うまく寝られるかどうかは別問題なのですが……。

心臓側の都合でいえば、身体に寝てもらわないとまずいので、そのようなサインを出すわけですが、そういう状態に追いこまれているときは、だいたい交感神経が優位になっているので、リラックスできず、なかなか寝つけなかったりするからです。

心臓にとっては、早くぐっすり寝てもらわないと困るのに、布団に入っても目が冴えていて、心臓の拍動がなかなか低いところで安定しない状態で過ごしてしまい、結局熟睡できず、心臓の疲労が抜けないまま翌朝を迎えるといった悪循環になることも珍しくありません。

するとどうなるかというと、まず、朝なかなか気分よくスッキリと起きることができません。ゲンナリして起きられないというのは、心臓・循環器系疲労が主原因の場合が多く、副原因であれば必ず関係しているといってもいいほどです。

それがもし、朝目覚めた瞬間から「よっしゃー超気持ちいい、今日もやるぞ~。なんだか元気いいな~、オレ！」といって起きられたらいかがでしょう。そんな日は、朝からバリバリ活躍できるはずです。

それに加えて、脳疲労まで取れてしまっていたらどうでしょう。

でも現実に、そのような朝が迎えられているビジネスパーソンは、日本全国を探してもほとんどいないでしょう。20代前半の若いビジネスパーソンでも、「頭のてっぺんから足の爪先まですっかり元気！」という人はほとんど見たことがありません。つまり、誰もが心臓・循環器系疲労を溜めてしまっているのです。

脳・心臓疲労が溜まりやすい人

心臓・循環器系疲労というのは、頑張って、遮二無二働き続けた、過労気味の人は当然なりますが、じつは怠けていたり、仕事をサボっているような人でもなるのです。これは脳疲労にも同じことがいえるのですが、脳疲労と心臓疲労は、過労社員だけでなくグータラ社員だって起きるのです。

皆さんの会社にも、いつもグータラしていて、仕事をうまくごまかしたり、巧みにサボってばかりいるような社員が、おそらく一人二人はいるはずです。しかも、そうした人間に限って上司に取り入るのがうまいというのが定番です。つまり、仕事をやっていないのに、それをバレないようにするのがうまいわけです。

でも、そうした人間は、仕事をサボっていることがバレないようにするために、日頃からものすごく知恵を使っています。というのも、彼は実質的にはちっとも仕事をしていないわけですから、それはいつどこから会社に知られるかわからないからです。したがって彼はひとりで全面戦争をしているような状況に晒されることになります。

要するに彼がサボっていることが発覚しないようにするためには、周囲の人全員を敵だと思って、監視し続ける必要があるわけです。これは非常にストレスがかかりますし、「バレたらどうしよう」とドキドキし続けているという意味でも、多くのストレスを受けることになります。

その結果、皮肉なことに仕事を上手にサボればサボるほど、積極的な意味で、つねにものすごく脳活動をしていることになるわけです。そうした努力を重ねているにもかかわらず、「バレたらマズイ！」というリスクを抱えているのでたいへんな高ストレス状態になります。

そして高ストレスは、脳疲労と心臓疲労の両方を増やすので、じつはいつもサボって仕事をしていない人間も、脳疲労と心臓疲労を起こしているのです。

また心臓・循環器系は、横着して身体を動かさずにサボっていることでも、疲労します。

静脈血の心臓への環流は、主として毛細血管内の血液と毛細血管外の細胞間液との間で血管内の方向へ働く膠質（こうしつ）浸透圧、および筋肉の収縮弛緩の圧力変化によるポンプ作用の二種類の作用により、静脈血が心臓へ向かう圧力ベクトルを持つことによって起こります。ところが、身体を動かさないでいると、そのポンプ作用も働かなくなるので、その分、動脈血流と静脈血流にアンバランスが生じやすくなり、それが心臓を中心とした生体全体のストレスになるのです。実際、筋肉のポンプ作用の協力なしで、心臓と末梢（まっしょう）の間で血液を滞（とどこお）りなく環流させるのは、たいへんに困難なことなのです。

中でも長時間イスに座っているデスクワークなどは、意外なほど心臓疲労の原因になっています。長時間座っていると、下半身に血液・体液が滞留し、夕方になると足がむくんできます。足がむくむと、靴の中で足がきつくなってくるのですぐにわかるはずです。

立ったり座ったりを繰り返したり、外出したり、作業に出たりと、自分の机を離れるチャンスが多い人ならまだましですが、勤務時間中の大半を自分のデスクで過ごす人は、夕方になると多くの場合、足・下腿を中心に下半身全体がむくむ傾向になります。

そのむくみが、実感としていちばんわかりやすい心臓疲労の徴候です。足・下腿がむくんだままジッとしている状態というのは、身体の中でも大きな部位である下半身への血流量が低下し、ひとたび下りた血液は滞り、下半身側から心臓へは、さらに環流しにくい状態になっているわけです。

そうして下半身に血液が滞留し、下半身がむくんでいる状態というのは、下半身を構成する細胞の間に過剰に血液の液体成分である血漿由来の細胞間液が溜まって、下半身全体の細胞の代謝が低下する傾向にあることを示します。

広領域で細胞の代謝が低下することは生体にとっての危機なのですが、そうした状態にある当人の顕在意識では「むくんでいやだ」「下半身がだるい」程度にしか感じられません。

しかし当人の顕在意識レベルでの気楽さとは裏腹に、身体の大きな領域での生体機能の低下は、潜在意識下での多大なストレス発生の要因となり、心臓はこうした高ストレス下で、そもそもの原因となっている循環機能の回復維持のために働き続けるわけです。したがって、怠け者がイスに座ってサボっていても心臓疲労は防げるどころか、増していってしまうということがあるのです。

むしろ、ほどよくオフィスの内外で駆けまわり、何かとフットワークの軽い人ほど、心臓疲労は少ないのです。しかし、スポーツと同じで、身体を使いすぎれば、必然的に心臓疲労も増えるので、結局心臓疲労をしない人は稀なのです。

ここが肝心なところです。

つまり、どんなに怠け者のビジネスパーソンでも、働き者のビジネスパーソンでも、現代人なら誰もが脳疲労・心臓疲労に襲われる可能性があるということです。

腰・脊椎系の疲労

そして最後が、腰・脊椎系の疲労です。

腰・脊椎系の疲労の原因は、大きく分けて2つあります。

ひとつは人間が直立二足歩行の動物だからです。人間以外の四足歩行動物には、人間のような腰・脊椎系の疲労というのはありません。しかし、人間は直立二足歩行という道を選んでしまったために、腰・脊椎系が疲労する運命にあるのです。

正確な統計ではないのですが、整形外科医たちの多くの見解では、生涯を通じて腰痛を体験する人は、８割以上といわれています。したがって、はっきりとした自覚症状まではいかない、顕在意識にのぼる腰痛まではいかないような腰の疲労となると、人間なら例外なく全員が、しかもいつでも抱え続けているといってもいいでしょう（**図９**）。

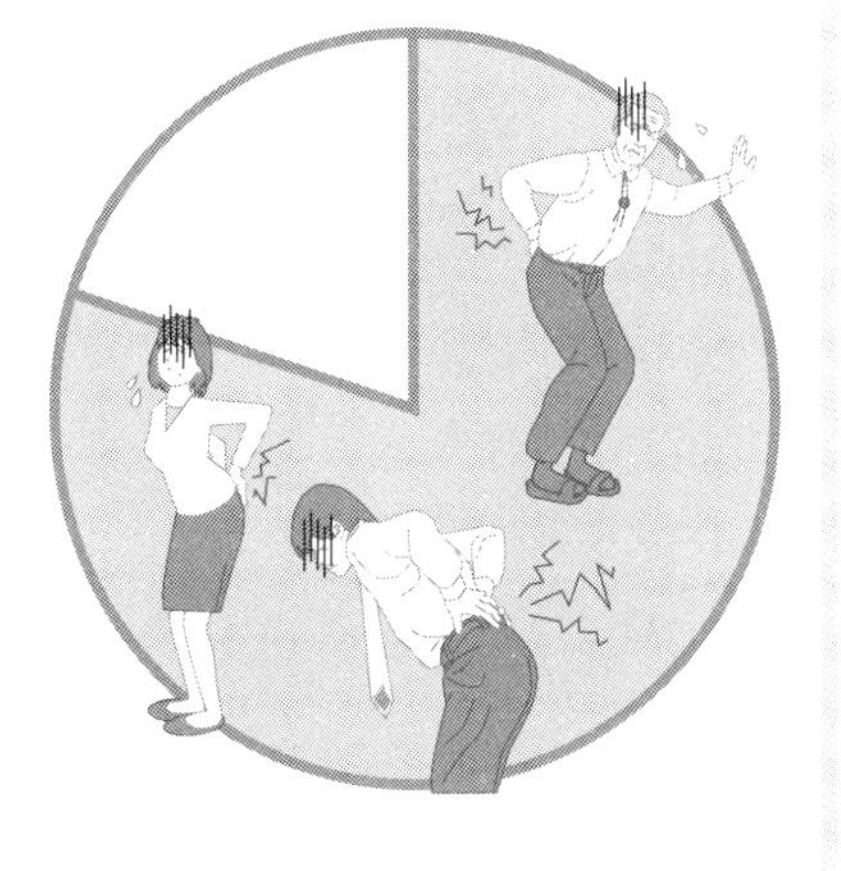

図９　腰痛を経験するのは８割以上

中にはごく稀に、朝起きた瞬間からサッと立ちあがれるような絶好調の日で、そのまま調子が出てきた午前中の11時台ぐらいの勢いで、サッサッサッと軽快に歩けるときもあるかもしれませんが、そのときだけはきれいに腰・脊椎系の疲労が抜けていると考えてもいいかもしれません。

また別の観点からいえば、一日じゅう12時間ぐらい座ってデスクワークをやり続けたのに、サッと立った瞬間から、なんの抵抗もなくサクサク軽快に歩けたとしたら、これも腰・脊椎系の疲労が少ないといえます。しかし、そのようなことはめったにないはずです。

12時間も机に向かわなければならないようなときは、トイレ休憩などで立ちあがるときに、思わず「おお～」と背伸びでもしたくなり、腰のあたりから「ミキミキ」と音がするのが普通です。これは完全に腰・脊椎系が疲労している証拠です。

では、腰・脊椎系が疲労してくるとどうなるのかというと、腰と脊椎は体幹部（たいかんぶ）を起立させている装置、自分を直立位に支えている根幹の装置ですので、ここが疲労してくると、まずその疲労と闘わないことには、上半身を起こすことができなくなってしまいます。したがって、その疲労感に負けてしまうと、直立二足歩行をしている人間としての条件を失うわけですから、実質的に職場放棄することと同じになります。これはたいへん大きな問題です。

というわけで、**デスクワークというのはじつは身体への負担がとても大きい仕事**なのです。長時間イスに座っていると、足はほとんど動かせないので、心臓疲労の原因となります。一方、どんなに足が動かなくても、坐骨（ざこつ）から上は、立ったり歩いたりしているときとまったく同じように、頭部、体幹部から手の重さを支えていなければなりません。

しかも仕事中ということを考えると、比較的よい姿勢を維持しなければなりません。肘（ひじ）をついて手であごを支えたりするのは論外ですし、パソコンのキーボードなどを叩いているときは、両手が半ば浮いているので、腕の重さまで腰や背中が支えなければならなくなります。その状態で、根を詰めて仕事をしていれば、筋生理学的にいうと、腰はアイソメトリクス運動＝静止状態の筋収縮を余儀なくされます。

このアイソメトリクス運動には、もっとも筋肉への負担が大きく、骨格にも過負荷をかけてしまうという性質があります。そのメカニズムはこうです。

静止状態で筋収縮しているということは、筋肉のポンプ作用が失われてしまいます。それでいて姿勢の維持に必要な強さで筋肉は使われ続けているので、そこからどんどん筋疲労が起こります。にもかかわらず、代謝はきわめて低いので、筋疲労は解消されることなく、溜まっていく一方になるのです。

関節についてもほとんど不動状態で固定されてしまうので、代謝が低下し疲労が蓄積されてしまうのです。

こういう状態が、デスクワークがメインのビジネスパーソンには、連日つねに起きているのです。ところが皆さんには、そうしたつらい自覚はあまりないというのが本音なのではないでしょうか。

たとえば長時間デスクワークが続いたとき、思わず両肘を机について手にあごをのせたくなったことがありますか。さすがにそれは無理だとしても、立って腰を振ったり、ゆすってみたり、軽いストレッチをしてみたり、「ちょっと息抜きにコンビニまで行ってくる」といって、歩きたくなることもあるでしょう。

これらは典型的な腰・脊椎系の疲労の症状で、常日頃から身近にあり、疲れを自覚したら最後、ついつい前記のようにして少しでも腰を楽にしようとしたくなります。

しかし、しょっちゅう腰の疲労をとるために立ちあがっていたのでは仕事にはならないので、多くの現代人は長い時間をかけて腰の疲労を自覚しなくなる訓練をしているのです。

不感症になっている日本人

長い時間をかけてとは、一体いつからかというと、早ければ幼稚園、遅くとも小学校1年生から行う、あのイスに座り続ける訓練からです。登校してから下校するまでの大半の時間を机に向かわせ、イスに座らせ続けることで、大人になって就職した後、長時間のデスクワークに耐えられるよう小さいときから訓練を積み重ねているといっても過言ではないのです。

かくして現代の日本人は、小学校以来ずっとこうした訓練を行ってきたことによって、腰・脊椎系の疲労を感じない機序ができ、いわば不感症になってしまっているのです。

もし学校で「腰・脊椎系の疲労が溜まって耐えられない。立ちあがって身体を伸ばしたり、歩きまわりたい」となったらどうでしょう。当然、授業は成り立ちませんし、いわゆる学級崩壊になるはずです。

学級崩壊には当然さまざまな要因が考えられるわけですが、腰・脊椎系の疲労という観点だけから見れば、極論ですが、学級崩壊は起こるべくして起きている事案ともいえます。

事情は大人でもまったく一緒で、皆さんは日々自分の腰・脊椎系の疲労を自覚しないように感度を徹底的に鈍くしているだけで、よほどの絶好調のときを除き、本当はいつもオフィスを歩きまわり、机では突っ伏して起きあがれなくなったり、５分ごとに立ちあがってストレッチをしないとたまらないほど腰・脊椎系が疲労しているのです。

でもそれを我慢して、ごまかしながら、ずっと闘っているのが皆さんなのです。

言い換えれば、たいへんな根性、意志力の強さといってもいいでしょう。その頑張りはどこが受け持っているかというと、これまたやはり脳なのです。疲労によって、崩れ落ちそうになる自分の身体の状態は、誰よりも脳が感知しています。

したがって許されることなら、大脳新皮質の前頭前野が「いいよお前、もう無理しないで寝ろ」とか「いいから散歩でもしてこい」「横になっちゃいな」といいたいわけです。

ところがそれは許されない。逆に「疲労なんて感じるな」という指示を出し続けているわけです……。なんとも身につまされる話ではありませんか。

そんな皆さんが、何年かに一度あるかないかというより、中年以降ではまずありえないに近いといえるほどの、腰・脊椎系の疲労が抜けて朝から絶好調という日のコンディションが毎日得られるようになったらどうでしょう。

仕事の能率はいまとは比べものにならないほど、向上するに違いありません。さらにとても前向きな気持ちで仕事に向かえるようになります。

普段皆さんは、自分の中で自分に抵抗する膨大な勢力と闘い続けているわけです。それは明らかに後ろ向きのエネルギー消費であるわけですから、必然的にネガティブ思考、マイナス思考が強くなってしまいます。

その結果、仕事自体も客観的に見ることがむずかしくなり、仕事で必要とされるさまざまな判断が、ついマイナス思考に影響されてしまうことになるのです。

さらに、自分の内なる敵と闘って、そこで多くのエネルギーを費やしている以上、仕事に向かうエネルギーの総量や仕事の能率そのものが低下します。

大脳新皮質、前頭前野でいえば、腰・脊椎系の疲労に打ち勝って頑張り続けることと、腰・脊椎系の疲労を自覚させないようにすることに、かなりの力を使っているので、仕事そのものに向かう意志力を大きくスポイルさせてしまいます。

これは各種のリサーチから明らかになっていることですが、はっきり認識できるほどの腰痛持ちになると、仕事の能率はガタッと落ちてしまうのです。

ひとことで痛みといっても、頭痛、歯痛、腹痛、筋肉痛などがありますが、腰痛は多くの場合、耐えられないほどの痛みではなくても仕事の能率が驚くほど低下し、痛みの度合いに対する、仕事の能率への影響力が、他の痛みに比べて強いということがわかっています。

腰痛の場合、座っているだけで持続的に腰が痛いという程度で、およそ5割は仕事の能率が下がり、人によっては3割程度になってしまうことすらあるほどです。

他の部位の痛みで、同じぐらい仕事の能率が落ちるときは、その自覚的な痛みの強さはもっと強いのが普通です。

なぜ腰痛だけが、仕事の能率に対する影響力が特別に強いのかというと、じつはすでに疲労でもって仕事の能率が下がる前提ができているからです。そこへ痛みが加わると、「痛み」＝激烈な疲労ともいい換えられるので、腰痛の場合は痛みで能率が下がるだけではなく、痛みを起こすほどの疲労が加わったことで、痛み以上に疲労で効率が下がるのです。

そしてそれに加わるのが、腰痛が仕事の姿勢を維持する能力を奪うという事実です。横になれば多少でも仕事ができても、会社で横になっての仕事は許されません。

コストパフォーマンス抜群の「ケアサイズ」４つのメソッド

ここまでお読みになればおわかりになるとおり、皆さんは日頃から「脳・神経系の疲労」

と「心臓・循環器系の疲労」と「腰・脊椎系の疲労」の3段重ねの疲労を抱えているわけです。

そして、これらの疲労が皆さんの能力をどれほど下げているかは想像に難くないはずです。

逆にもしこれらの3種類の疲労がすべて解消したとしたら、皆さんの誰もが「超人」「スーパーマン」級のパフォーマンスを発揮することでしょう。どんな人でもとてつもなく優秀な人間に生まれ変われるはずです。

もちろん現状では、その人なりの職業上の知識であるとか職業上のスキル、ノウハウ力といったものがあるでしょうし、それ自体が疲労解消と同時に瞬間的に変わることはありえません。しかし、いますでに持っている経験、知識、スキルが、瞬時に最高度に働くことは間違いありません。

そして、それらが最高度で働く自分をずっとキープすることができれば、あっという間に職業上の知識もスキルもさらに磨かれ、上達していくはずです。

その結果、どんどん有能な人間になっていき、そこには前向きな姿勢や思考も含まれているので、会社や仕事に対して後ろ向きになったり、なんとかサボってごまかそう、といったこともなくなってきます。そうなればより重要な仕事とポストが与えられるようになり、そこでさらに知識もスキルも磨かれ、上達することになります。

では、そうした諸悪の根源ともいえる３種類の疲労をどのようにして解消したらいいのでしょうか。

ここで肝心なのは、ビジネスパーソンにはおなじみのコストパフォーマンスという考え方です。ビジネスパーソンにとって、最小のコストで、最大のリターンを得ることはトップ・プライオリティであるはずです。

私が研究者としてもっとも重視している点も同じです。

つまり、能力開発等の方法論を開発するときは、とにかくコストパフォーマンスを徹底的に考えるのです。

本章の後半は、先の３つの疲労を解消する最先端のテクニックをご紹介するわけですが、すでに語ってきたように、この３つの疲労が解消されたことによって得られるリターンは絶大でまさに最大級です。ところがその最大級のリターンを得るためのメソッドは、最小限のコストしかかかりません。

ここで紹介する４つのメソッド、「脳・神経系ケアアサイズ」のトップメソッド「背もたれ首モゾモゾ体操」と「心臓・循環器系ケアアサイズ」の超人気メソッド「ひざコゾコゾ体操」と「腰・脊椎系ケアアサイズ」の二大メソッド「腰モゾモゾ体操」「坐骨モゾモゾ座り」は、**場所も時間も道具もいらず、努力や我慢、力も汗も不要で、しかもやった直後から効果が実**

感できる、究極のローコスト・ハイリターンのメソッドです。
ぜひ1～2分でもおやりになって、その効果をご自身で体験してみてください。

●脳・神経系ケアサイズ「背もたれ首モゾモゾ体操」（図10）

①背もたれのあるイスに腰かけ、おしりを前後にずらして座る位置を調整しながら、首の後ろの「盆(ぼん)の窪(くぼ)」（後頭部と首の境目のくぼんでいるところ）を背もたれの上にのせる。

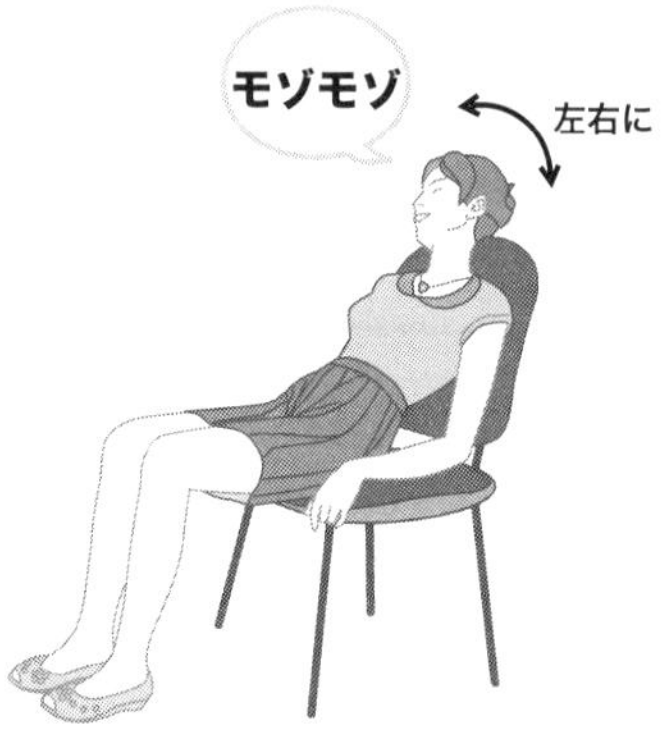

図10　背もたれ首モゾモゾ体操

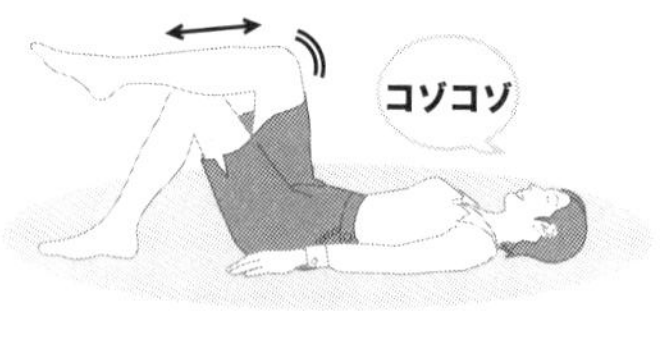

図11　ひざコゾコゾ体操

②首と頭の部分を背もたれにあずけるようにして身体の力を抜き、「モゾモゾ」といいながら首を左右にゆっくり動かす。

※首を激しくゆらすとかえって首を痛めるので、ゆっくり気持ちよさを味わいながら1センチぐらいの幅で首をモゾモゾさせることが肝心です。

●心臓・循環器系ケアサイズ「ひざコゾコゾ体操」（図11）

①あお向けになり、両ひざを立てる。

②左ひざに右脚のふくらはぎをのせ、力を抜く。

③ふくらはぎの痛気持ちいい場所を探しつつ、「コゾコゾ」と口に出しながら、ふくらはぎがときほぐれるように前後にゆったりと動かす。

④左右の脚を入れ替えて同様に行う。

※上の脚を力で下に押しつけるのではなく、できるだけ脚の力を抜いて、脚自体の重さに任せてやさしく行ってください。大事なのは、気持ちよさを感じ、その感じに浸り切ることです。

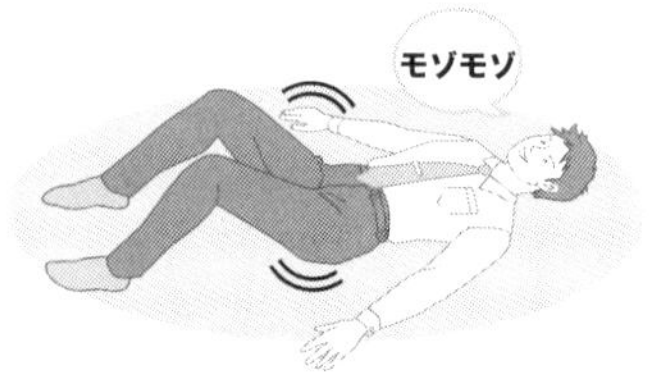

図12　腰モゾモゾ体操

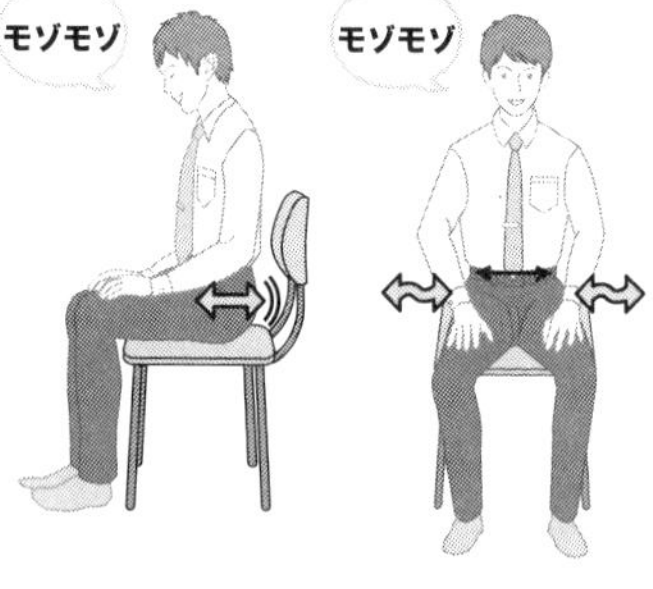

図13　坐骨モゾモゾ座り

●腰・脊椎系ケアサイズ「腰モゾモゾ体操」（図12）

①あお向けになり、両ひざを立て、両手・両足を軽く開き、力を抜く。

②その状態で、「モゾモゾ」と声に出しながら、腰を床に軽くこすりつけるようにして左右にゆったりと動かし、ときほぐれるようにゆるめる。

※この体操は、全身、とくに腰まわりの力を抜いて、腰を床から浮かすのではなく、ダラーッとさせて床にこすりつけるように行うことが大切です。

●腰・脊椎系ケアアサイズ「坐骨モゾモゾ坐り」（図13）

①イスに座り、「モゾモゾ」といいながら、おしりを左右に動かし、左右各々のおしりの中央にある坐骨を探す。
②坐骨を見つけたら、イスに左右交互にこすりつけるようにして動かす。
③短い２本のレールを行ったり来たり滑（すべ）る感じで、軽く坐骨を前後に動かす。
④さらに、背骨を下から１つずつ頭のてっぺんまで積みあげていくようにイメージしながら、坐骨を左右交互にイスにこすりつけるように動かす。
※上半身は、腰のゆれに合わせて自然に波打つくらいに、ゆったりと力を抜いて行いましょう。

第3章　はじまりにして究極の呼吸法「ベース」

楽になる、気持ちよくなる

第2章でご紹介した、疲れを強力に解消する4つのメソッドは、皆さんお試しいただけたでしょうか。

これらの4つのメソッドのいいところは、きわめて簡単なところです。私がゆる体操の中で発表した当初には、体育学者やスポーツ科学者から「こんなものはとても体操といえないだろう」といった意見がたくさん寄せられたほど、楽ちんで容易なメソッドです。

しかも実際におやりになれば、すぐに実感していただけたことでしょうが、あの4つのメソッドはやったその場、その瞬間からすぐ気持ちよさが味わえます。つまり、気持ちいいようにやればやるほど、それは上手に取り組めたということです。

でも、その上手なやり方が、すごくむずかしかったとしたら、なかなかその場で気持ちよさを得られません。ところが前記のメソッドは、驚くほど簡単なので、誰もがすぐに気持ちよさを体感できます。したがって、取り組み方としては、より気持ちよくなるように、気持ちよくなるようにとやってもらえれば、自然にグングン上達していきます。

またその気持ちよさは、皆さんが医学者や身体の専門家でなくとも、「ああ〜、これだったら脳の疲労が取れるな」とか、「ああ〜、これだったら第二の心臓といわれる、ふくらはぎの血液、体液の循環が強烈に高まるな」ということが、理屈じゃなく実感できるものになっています。

さらに敏感な人ならば、この「心臓・循環器系ケアサイズ」の「ひざコゾコゾ体操」を5〜10分やっている間に、体幹の中がすごく楽になっていくこともわかるでしょう。ここでいう体幹の中というのは、具体的にいえば、心臓のことなのですが、さすがに一般の方で、「お、心臓が楽になってきたぞ」と認識できる人はいないかもしれません。でも、身体感覚に優れた医師などになると、「これは心臓の負担が軽減しますね」とおっしゃる人も少なからずいます。

また、専門家以外の一般の方でも、「足の体操をやっているのに、なんか体幹の中が楽になるというか、すごく全身が楽になってきました」と感じる方もいらっしゃいます。

同じように、「腰・脊椎系ケアサイズ」の「腰モゾモゾ体操」と「坐骨モゾモゾ座り」も、「ああ〜、腰がよくときほぐれて、楽になる」とか、「腰痛とまではいえなかったが、あの腰まわりのバリバリ張った嫌な感じがほぐれたな」とか、「腰の中に血液が流れる感じがする」「呼吸が楽になる」といった実感が寄せられています。

そして、これは4つのメソッドに共通していえることですが、「目の前が明るくなる」「視野が広くなる」「気分がスッキリしてくる」といった主観が得られる場合も多々あり、これらの効果をただちに得られるのが、大きな特徴になっています。

呼吸法に取り組む場合は、必ずこうした状態を前提としてつくりあげてからはじめてください。これが呼吸法を行う上でもっとも肝心な要素です。

とはいえ、先のように簡単で、効果の大きいメソッドですので、「ええ〜、呼吸法をやるのにいちいち体操をしなければならないの？　面倒くさい〜」ということもおそらくないでしょう。

「やるな」といわれてもやらずにはいられない

前述のとおり、コストパフォーマンスから徹底的に能力開発を研究するというのが私のポリシーですので、ここまでコスト＝手間や労力を抑えて、パフォーマンスを上げられる方法を知ってしまった以上、たとえ「やるな」といわれても、皆さんやらずにはいられないはずです。

私の考えでは、このいちばん大前提となる、もっともベーシックな能力開発法というのは、こうしたものであるべきで、そうでなければ決して実用的とはいえないはずです。

たとえ「やるな」といわれても、あまりにも簡単で、しかもやっていきなり気持ちいいから、知らず知らずに思わずやってしまう。それでいて能力のベースがガンガン上がっていくものこそが、絶対に能力開発法の大前提、第一歩でなければならないのです。なぜなら、能力開発法も少なからずコストがかかるからです。したがって、もし能力開発法がむずかしかったら、それに時間も取られる、頭も使う、結果として脳疲労も起こすし、精神疲労もする、身体も疲労することになります。でも、それでは結局、使いものにはなりません。

いくら効果のある能力開発法でも、それに取り組むたびにわざわざ仕事を休む必要があったとしたら、それはあまりにもコストが高くて、コストと得られるメリットが見合わなくなってきます。したがって、そうしたコストがかかるような能力開発法というのは、会社側からも認められるわけがありません。

ゆえに取り組む本人のためにも会社のためにも、前記の４つの疲労回復法は絶対に必要不可欠なものだといえるでしょう。

そして、疲労回復法によって、日頃溜(た)まった疲れとストレスを強力に取り除いてから、この呼吸法に取り組んでみてください。

そうすると、皆さんたいへん身体の状態がよく、脳の状態もよく、体幹の中もいい状態になっていて、前提としての身体&脳レベルが上がっているので、呼吸法をやる能力が高くなっていて、いきなり上手な呼吸法を行えます。

しかるがゆえに、こうした前提さえ整っていれば、次に取り組む方法は少々むずかしくても構わないのです。というのも、いちばん大前提となる最初の一歩は、超やさしいメソッドでありながら、得られるリターンは抜群で、高いパフォーマンスに達することが可能なわけです。そして、そこまであらかじめ自分を高めておくことができれば、少々のコストを受け止められるからです。だから、次に行う本格的な呼吸法のトレーニングは、少々むずかしくてもいいのです。

そのかわりその方法は、少しむずかしい分だけ得られるリターン、得られるパフォーマンスはさらに高いことが必要です。

まわりの人にバレずにできる

より正確にいえば、この方法で得られるパフォーマンスは「高い」だけではなく「高くかつ広い」というのが適切です。つまり、いろいろなことに応用がきくことの中心になるものでなければいけないということです。

一般的には、「こうした場合にはこう」「ああした場合にはアレ」といった具合に、すぐに対処療法的な効果を求める傾向にありますが、それではダメなのです。ひとつひとつの事態に対して、ひとつひとつの具体的な対処が必要なようでは、コストをいくらかけても足りません。限りあるコストは、もっと根本の、中心になるところに使わなければならないのです。せっかく大前提となる3系統4種の疲労回復のための「ケアサイズ」を行って、コストをかけられる余地ができたのですから、それを正しく、効率よく、合理的に使ってください。

そして、ひとたびこの第2レベルのトレーニング＝基礎呼吸法である「ベース」に取り組みだして、それがだんだんと身についてきたら、いわゆる「鬼に金棒」、いまなら「東京にスカイツリー」、つまり必勝の能力の中心があなたのものになってきます。

さらにこの基礎呼吸法＝「ベース」は、世の中に何百種もあるすべての呼吸法の中で、もっとも入り口にあたる方法で、しかも最後にたどり着く、究極的な呼吸法でもあるのです。

それが呼吸法の世界の強くて高くて太い、強力な芯柱になるのです。

その上、この呼吸法は「クソ会議」の最中にやるのに、もっとも適した呼吸法でもあるのです。本書の第5章以降の応用編で紹介しますが、呼吸法の中にも「これは、クソ会議の最中にやるのは、さすがにちょっと厳しいかな」というものも存在します。

また、かなり上達すれば、会議中でも周囲に気づかれずにトレーニングできるものでも、習得途上の人が行うと、クソ会議中にバレてしまう方法だってあるわけです。

その点で、この基礎呼吸法「ベース」は、初学の人がクソ会議中にやっていても、まわりの人にバレません。これこそクソ会議を黄金の時間、天国に変える最適の呼吸法と、自信を持っておすすめできますので、皆さん、ぜひ取り組んでみてください。

「センター」を通す

それでは、すべての呼吸法の土台となる最重要の呼吸法である「ベース」をはじめます。ベースは、私が開発した１００以上の分野にわたる呼吸法の体系すべての基礎メソッドとして位置づけられる方法です。

まずは、ベースを正しく行うための原則となるポイントからお伝えします。これらのポイントを正しく押さえれば押さえるほど、ますます高い効果が実感できるようになりますので、しっかりと意識して行ってください。

まずは、**「坐骨（ざこつ）で立つ」**です。イスに座る際には、奥深く座るのではなく、イスの先端に坐骨であたかも立つようにします。

座るという意識で姿勢を正すとどうしても上半身に力が入ってしまうのですが、イスの上に坐骨で立てば、重心が高くなり、自然に背筋もスッと伸びます。あたかも背骨の前にスッとした一線が気持ちよく立ちあがるのが感じられるでしょう。それが、**最重要の身体意識である「センター」**です。

身体意識とは、身体の多種多様な体性感覚情報をベースとして生じる意識系である体性感覚的意識の学術的略称のことです。センターとは、身体意識の中でもっとも重要なファクターであり、通常は身体の中央を上下にまっすぐ貫く一本のラインを表します。

武術の世界では「正中線」と呼ばれたり、スポーツでは「体軸」などと呼ばれたりすることもあるのですが、私は学術的な総称として「センター」と名づけました。

このセンターはどこにあるのかというと、実際の器官として存在しているわけではなく、人間の潜在意識下に存在しています。地球の中心＝地芯から人間の身体を縦に貫き、天まで抜ける垂直線状の潜在意識、それがセンターなのです。

このセンターは人間にとってもっとも根本的かつ基本的な働きをします。その役割を端的にいうと、**身体や意識のバランスを取るためのガイドライン**だといえます。赤ちゃんが両足で立ちあがるときに始まり、生涯、必要な身体意識です。逆にいえば、センターという身体意識ができてはじめて、人間は二本足で立つことができるのです。

正しい呼吸法をマスターするには、このセンターを整えることがきわめて重要です。センターが自然に立ちあがってくるくらいまで、第２章で紹介した４つの体操で身体を十分にゆるめましょう。

次に舌の先を上あごの下（歯の上の歯茎のつけ根の下）につけて「舌路」をつくります。これは、いわゆる気功などの世界でいう小周天、経絡の督脈や任脈が口の中で途切れてしまうのを防ぐためです。しかし、力で無理に舌を上あごにつけようとすると、そのことによってかえって緊張が生まれ、息苦しくなってしまうので、ゆるめて行ってください。

舌を力で上あごにつけるのではなく、全身の脱力を進めることで、自然に舌が立ちあがってくるようにするのがポイントです。

今度は股（また）の会陰（えいん）の部分にある「玉芯（ぎょくしん）」をつくります。ここも小周天が途切れやすい部分ですから、会陰の部分を指でよくほぐしてやり、ゆるめて広げてやります。そして1〜2ミリでもいいので、その会陰を引きあげるようにします。ここはセンターの通るキーステーションになる部分なので、よくゆるめた上で意識を高めることが肝腎です。

息の吸い方、吐き方

呼吸は「鼻吸主口呼息（びきゅうしゅこうこそく）」で行います。これは、鼻で息を吸って、主に口で吐くという息法のことです。なぜ鼻から息を吸息するかというと、そのほうがセンターが通りやすいからです。

また第2章で紹介した坐骨モゾモゾ座りなどで身体をよくゆるめ、センターを通してから、鼻から息を吸いこむと鼻から入った息がセンターに沿って、まっすぐに身体に入ってくるのが実感できるでしょう。一方、試しに口から息を吸ってみてください。鼻から吸ったときと比べると、センターを通って、身体にスムーズに息が入りづらい感じがするはずです。

また、身体に入ってくる空気の湿度の違いという、生理学的な理由もあります。鼻から息を吸うと、鼻腔（びくう）を通ることで加湿され、体内により湿度の高い空気が入ってきます。ところが、口から吸うと、湿度の低い、乾いた空気しか入ってきません。器官や肺にとって乾いた空気は大敵です。器官や肺の保護という観点からしても息は鼻から吸うほうがずっといいのです。

次に息の吐き方ですが、吐息はあくまで主に口であって、実際には鼻も口も両方使って息を吐きます。そのことによって吸気と呼気の通り口としての鼻と口を最大限に活用できるようになります。人間が自然な状態で呼吸をしているときは、さりげなく鼻と口の両方を使ったり、口だけ、あるいは鼻だけを使ったりします。

その比率は、呼吸の状態によって変わってきます。より落ち着いた自然な呼吸は、鼻の比率が高く、より激しい呼吸は口から吐く比率が高くなります。

このベースの最大の特徴は、胸や腹といった身体の前面だけでなく、センターを中心に脇や背中、腰にも息を吸いこみ、呼吸によって胴全体が広がっていくことです。

私はこのような呼吸法を均等呼吸法と名づけました。ラジオ体操に代表される胸や肩を大きく開く深呼吸（肩胸式呼吸）では、身体の前面が開く代わりに背中側が狭まってしまい、

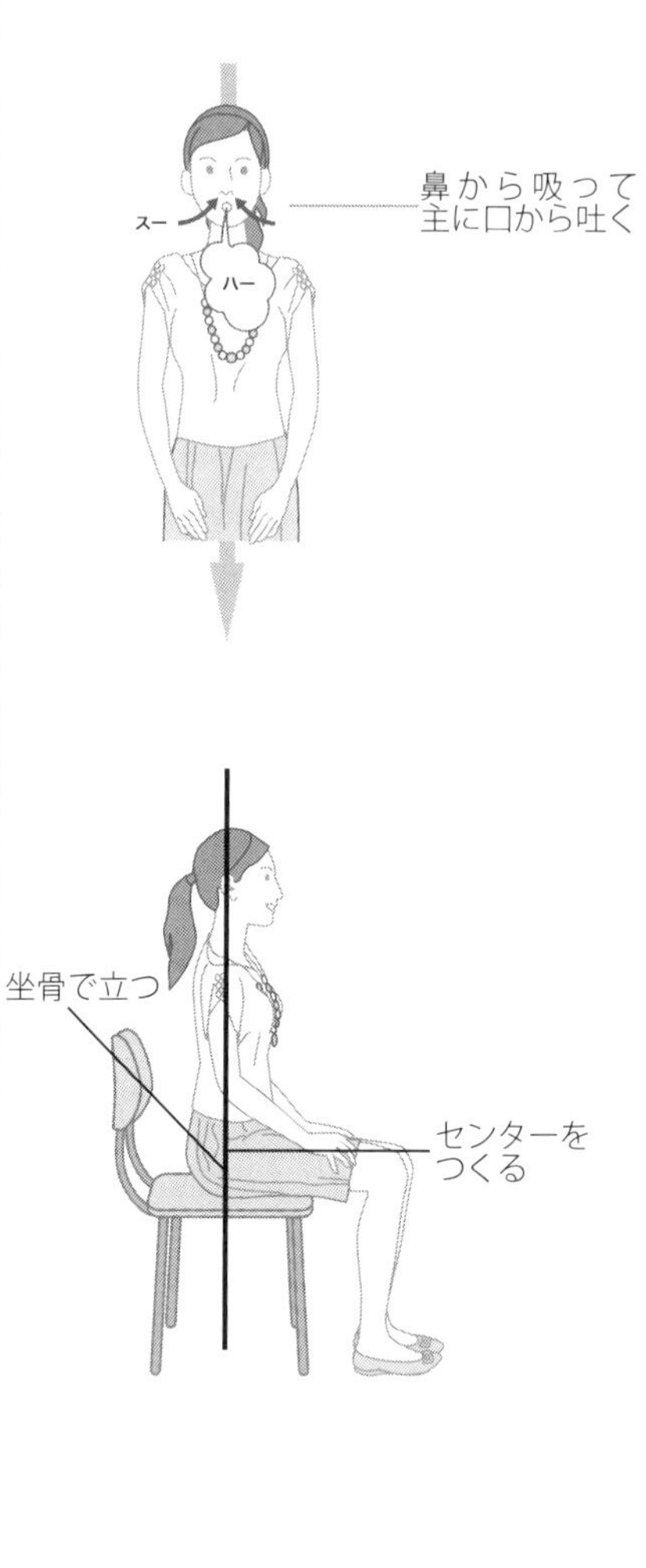

図14　呼吸のしかたと基本の姿勢

全体的な肺活量が少なくなってしまうというデメリットがありました。

それに対し、均等呼吸法のように胸と腹だけではなく、背中をはじめとする体幹部全体をゆるめて、脇・背中・腰まで息を入れるようにすると、肩胸式の深呼吸よりも20～30パーセントも多く息を吸いこめることがわかっています。

最初は背中や腰が広がる感じがわかりづらいかもしれませんが、全身をゆるめて、坐骨で立ち、均等呼吸法をやっていくうちに、自然と気持ちよくセンターが通ってくることが重要です（図14）。

ベース1「呼吸体操」

まずはベースの中のベースともいえる、吸う息と吐く息をコントロールする呼吸体操からはじめます。鼻吸主口呼息の要領で、鼻から息を吸い、主に口から吐く呼吸を2～３回繰り返してください。

息を吸うときは、胸・脇・背中・腹・腰全体に息を吸い入れるつもりで、ゆったりと行います。吸いこんだ息が身体中に満たされるイメージをつかみましょう。

次に、鼻からゆったりと息を吸いこみます。無理に大きく吸いこむのではなく、自然に鼻から息を吸ったときに体に満たされた空気の最大量の状態を残気10と呼びます（身体に空気が１００パーセント満たされている状態）。

そこから息を7割吐きだし、残りの３割のところで息を止めます。あまりむずかしく考えすぎずに「吸った息を全部吐きださずに、３割残す」というイメージで行ってください。身体に残っている３割の空気（「残気３」と呼ぶ）は、身体のどのあたりにあると感じますか。

胸と下腹部のちょうど中間あたり、横隔膜（おうかくまく）あたりに残気３を感じるのではないでしょうか。

その残気３を胸・脇・背中に引きあげます（おなかがへこむ）。今度は腹・腰に下ろします

（おなかがふくらむ）。もう一度、胸・脇・背中に引きあげ、腹・腰に下ろします。それを3回繰り返します。

身体の中で残気3を上げ下げする感覚がつかみにくい場合は、手の動きを添えるとうまくいきます。息を7割吐きだし、残気3を感じたら、手のひらを上に向け、小指側を身体のほうへ向けて、おなかのあたりに両手を添えます。その両手で、下からクイッと持ちあげる感じで残気3を胸・脇・背中に引きあげるのです。引きあげたら、今度は手首をクルッと下に返して、手のひらが下に向き、親指側が身体のほうに向くようにして、残気3を上から押すように腹・腰に下ろします。

この上げ下げを3回行ったら終了です。普段の呼吸に戻り、息を整えてください。身体の中で息を上下させるという、とても新鮮な身体の感覚をつかめたのではないでしょうか。息を上に上げることを「昇息（しょうそく）」、下に下ろすことを「降息（こうそく）」、息を整えるのを「整息（せいそく）」といいます。

呼吸体操を実行した後に身体の変化を観察してみてください。身体が内側からゆるみ、ホワッとした気持ちよさを感じる一方、肩や首のあたりは少し張っている感じがしませんか。

これは、慣れない呼吸のコントロールを行ったために、余計な筋肉を使ってしまったからです。たとえば、息を引きあげるときや下げるときに、本来は呼吸と関係のない肩や首、腰の表面の筋肉を、一緒に動かしてしまうのです。慣れるまではしばらくの間、身体が固まりやすくなりますので、第２章で紹介した「坐骨モゾモゾ座り」を呼吸法の間に取り入れ、身体をゆるめるようにして行ってください。

●ベース１「呼吸体操」（図15）

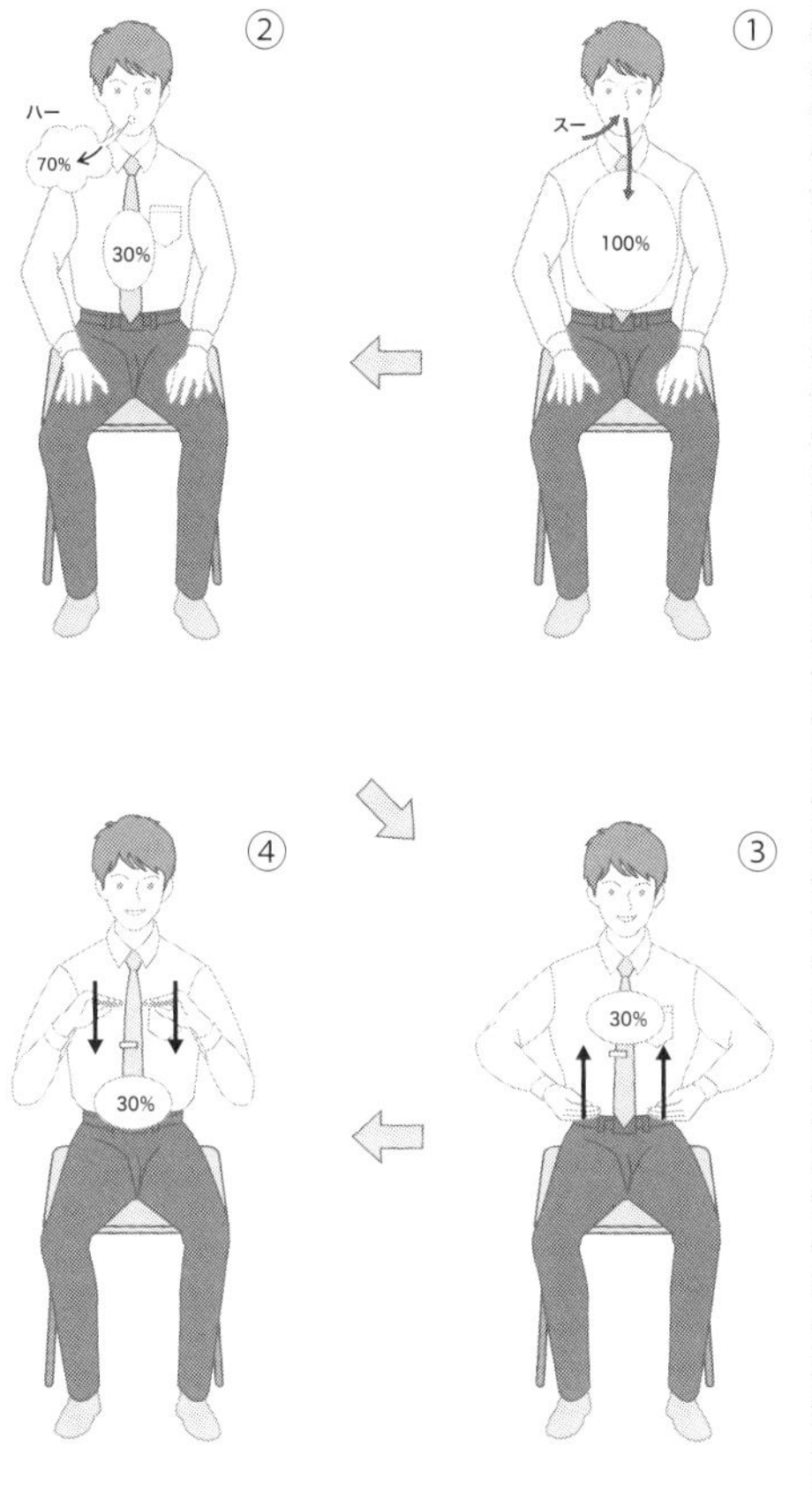

図15　ベース１「呼吸体操」

①坐骨で立ち、気持ちよくセンターが立ちあがるのを感じる。鼻から息を吸って、主に口から吐く。それを何度か繰り返した後、息をゆったりと吸いこみ、残気10にする。
②息を7割吐きだして、残気3で息を止める。
③残気を胸・脇・背中に引きあげる（腹がへこむ）。
④残気を腹・腰に下ろす（腹がふくらむ）。③〜④を3回繰り返す。
※初心者は、このときに手を添えながら行うとわかりやすい。

ベース2「胸腹呼吸法」

次に上半身だけに空気を満たす胸腹（きょうふく）呼吸法に入ります。まず、鼻吸主口呼息で胸・脇・背中にゆったりと息を吸いこみ、ゆったりと息を吐き切ってください。

そして、胸・脇・背中だけに息を吸いこみます。胴体上部だけに空気を満たす感じです。胸はふくらみ、おなかはへこんでいます。しばらく息を止めてから、胸・脇・背中にある残気を、腹・腰に下ろします。胸がへこみ、おなかがふくらみます。残気を下ろしたら、ゆったりと息をすべて吐き切り、残気0にします。

慣れるまでは手を添えて行いましょう。胸・脇・背中にある残気を上から押すようにして、腹・腰に下ろします。「胸・脇・背中」↓「腹・腰」↓「残気0」を3回繰り返したら終了です。その後は整息してください。

●ベース２「胸腹呼吸法」（図16）

①坐骨で立ち、気持ちよくセンターが立ちあがるのを感じる。鼻吸主口呼息で、ゆったりと息を吸いこみ、ゆったりと息を吐き切る。

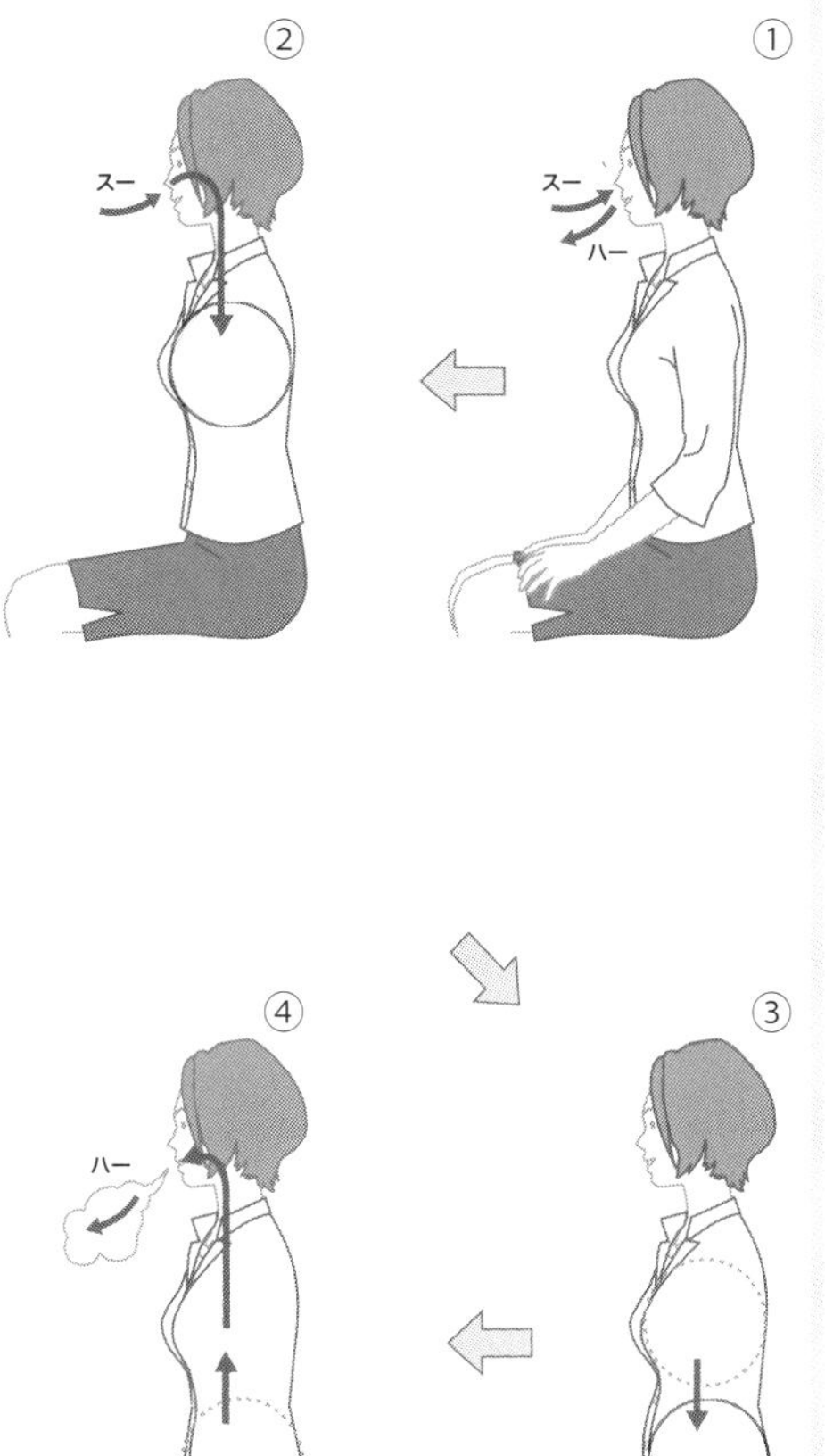

図16　ベース２「胸腹呼吸法」

②胸・脇・背中だけに息を吸いこむ（胸がふくらむ）。
③残気を腹・腰に下ろす（腹がふくらむ）。
④息をすべて吐き切る。②～④を３回繰り返す。

ベース３「腹腰呼吸法」

最後は腹腰（ふくよう）呼吸法です。まず「坐骨モゾモゾ座り」でセンターが気持ちよく立ちあがるのを感じてから行います。上半身をよくゆるめて、センターがスーッと立ちあがってくるのを感じましょう。

そして、鼻吸主口呼息で、胸・脇・背中に息を吸いこみ、ゆったりと吐き切ります。吐き切ったら、今度はいきなり腹・腰に息を吸いこみます。いったん息を止めてから、ゆったりと息を吐き切ってください。これを３回繰り返したら、終了です。その後は整息してください。

●ベース３「腹腰呼吸法」（図17）

①坐骨で立ち、気持ちよくセンターが立ちあがるのを感じる。鼻吸主口呼息で、ゆったりと息を吸いこみ、ゆったりと息を吐き切る。

郵便はがき

おそれいりますが50円切手をお貼りください。

102-0071

東京都千代田区富士見一―二―十一
KAWADAフラッツ一階

さくら舎 行

住 所	〒 都道府県		
フリガナ		年齢	歳
氏 名			
		性別	男 女
TEL	( )		
E-Mail			

さくら舎ウェブサイト www.sakurasha.com

愛読者カード

ご購読ありがとうございました。今後の参考とさせていただきますので、ご協力をお願いいたします。また、新刊案内等をお送りさせていただくことがあります。

【1】本のタイトルをお書きください。

【2】この本を何でお知りになりましたか。

1.書店で実物を見て　2.新聞広告(　　　新聞)
3.書評で(　　　)　4.図書館・図書室で　5.人にすすめられて
6.インターネット　7.その他(　　　)

【3】お買い求めになった理由をお聞かせください。

1.タイトルにひかれて　2.テーマやジャンルに興味があるので
3.著者が好きだから　4.カバーデザインがよかったから
5.その他(　　　)

【4】お買い求めの店名を教えてください。

【5】本書についてのご意見、ご感想をお聞かせください。

●ご記入のご感想を、広告等、本のPRに使わせていただいてもよろしいですか。
□に✓をご記入ください。　□ 実名で可　□ 匿名で可　□ 不可

②いきなり腹・腰に息を吸いこむ。
③いったん息を止めてから、ゆったりと息を吐き切る。②〜③を３回繰り返す。

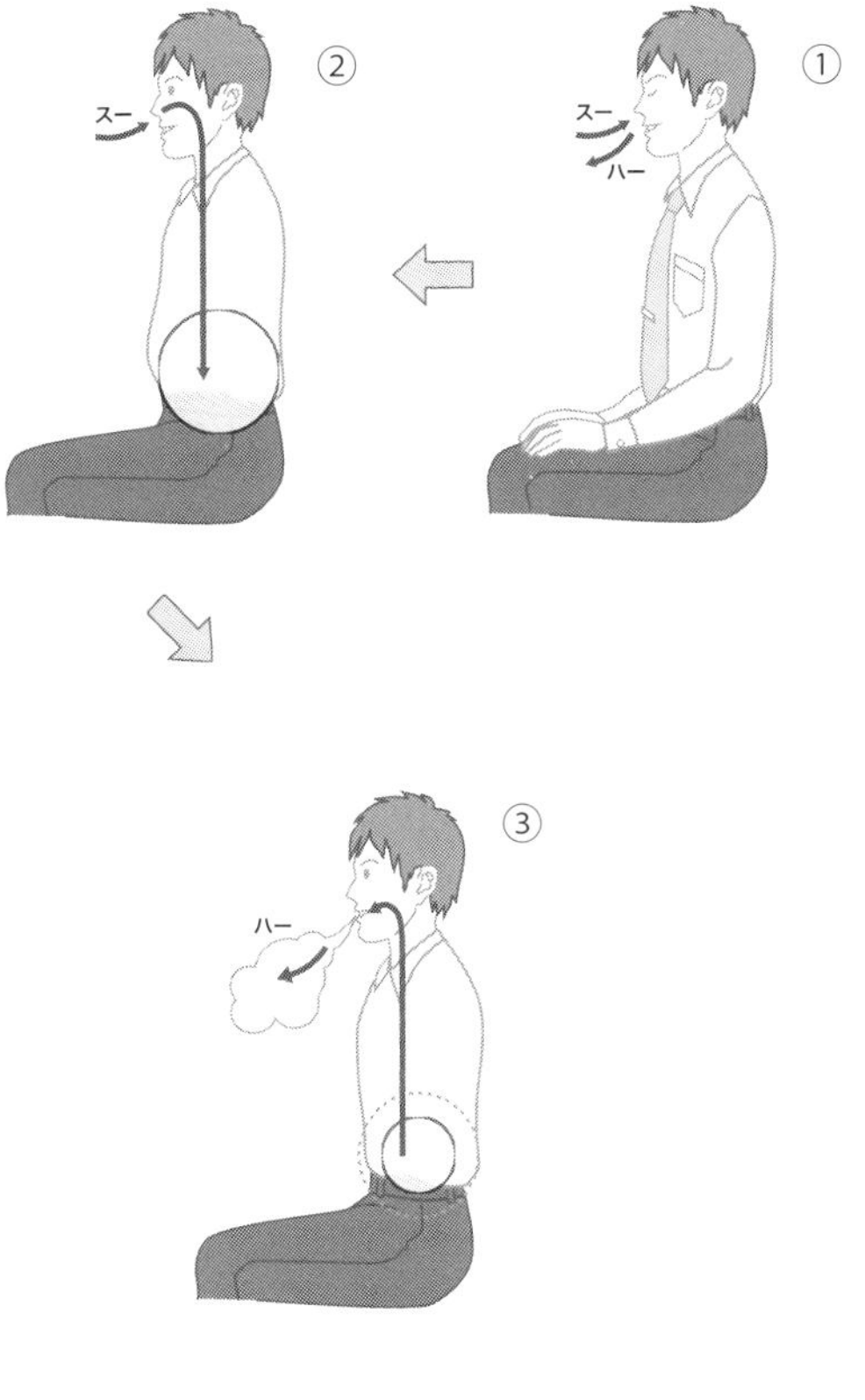

図 17　ベース 3「腹腰呼吸法」

第4章　呼吸法「ベース」の無限の力の活かし方

コツは「やれることからやっていく」

第3章で紹介した呼吸法「ベース」のやり方はいかがでしたでしょうか。基礎的な呼吸法ということで、情報量もシンプルだとイメージされていた方も多いでしょうが、微に入り細をうがつ、意外に念の入ったメソッドになっているのです。

座り方にしても、坐骨で立つように座るわけですし、息も主に鼻から吸って、口から吐く「鼻吸主口呼息」とするといった具合に、さまざまな留意点がありました。

それらにどういうふうに取り組んでいけばいいのかについて、ここで語っておくことにします。

おそらく、それを知ることで皆さんはとても安心し、呼吸法「ベース」に取り組みやすくなり、モチベーションも向上するに違いありません。

そうした呼吸法「ベース」の第一のコツは、「やれることからやっていく」ことです。ベースといっても多様なテクニックがあり、それらをベース1~3まで展開するわけですが、いっぺんに全部同時に取り組もうとすると、意識をはじめてのことに対して何本も同時に使わなくてはならなくなるので、脳をたいへん酷使してしまいます。でも、呼吸法で脳を酷使してしまっては、ビジネス呼吸法としては本末転倒になってしまいます。

ビジネスパーソンが脳を酷使する場面は、やはり呼吸法でなく、仕事であるべきです。しかもなかなか容易ではない仕事を受け持っているときに、それに向かって脳を最大限活用するのがベストなはずです。

したがって、これも呼吸法というトレーニングについてのコストパフォーマンスの考え方に準じて、できるだけコストをかけないで、なおかつ適度に手ごたえのある体系的な方法をものにしていく知恵を発揮する必要があるわけです。

たとえば、ベースの要点のひとつ「坐骨で立つ」も、第2章で紹介した「坐骨モゾモゾ座り」を普段から寵愛（ちょうあい）して行っていれば、特別意識しなくてもイスに座った時点である程度は自然にできているので、あまり気にせずちょっと思いだして微調整だけすれば済むはずです。

さらに、息を鼻から吸って、主に口から吐く「鼻吸主口呼息」もそれほど厳密、正確に行わなくてもOKです。はじめは「ざっくり、こんな感じだよな」といった感じで十分です。

理想型を知っておく

次の均等呼吸法も、胸、脇、背中、腹、腰に息を吸い入れることになっていますが、呼吸法の初心者にとっては、「腹で吸う」ことひとつとってもむずかしく思う人もいるでしょう。その上、脇で吸って、背中で吸って、腰で吸ってといわれると、「もうなんだかよくわからない」と投げだしたくなってしまうかもしれません。

そうした方は、最初は胸と腹だけ意識して、そこに息を吸いこめるだけでいいのです。とりあえず、胸と腹を両方使って、きれいに吸って、きれいに吐けるようになることに、打ちこんでみてください。しばらく取り組んでいるうちに、胸と腹を両方使って呼吸することは、そのうち徐々にたやすくできるようになってきます。

そうして、胸と腹で呼吸ができるようになった頃には、第2章で紹介した脳・神経系、心臓・循環器系、腰・脊椎（せきつい）系の疲労回復のトレーニングの効果も、十分出てきているでしょうから、背中や腰がゆるんで可動性を増してきています。

つまり、背中や腰が呼吸法に参加したがるような状態が、出来あがりつつあるということです。したがって、そのタイミングで「う〜ん。ちょっと背中に息を入れるというのもやってみようか」「腰にもちょっと入れてみようかな」「脇というのもやってみようかな」と気軽に取り組みはじめればいいのです。

背中にしても腰にしても脇にしても、本人が興味を持てるようになった段階から、打ちこみだせばいいのです。

胸、脇（左右）、背中、腹、腰といっても、5種類の領域があるわけですから、呼吸法の初心者が「吸って、吐く」という1サイクルの呼吸の中で、いきなり5つの領域すべてをコントロールすることなど、とうてい無理な話です。

とはいえ、理想の呼吸法というものをあらかじめ明らかにしておいたほうが、やはり皆さんだってうれしいはずです。「最初は無理だから、胸と腹だけでいいか」といって隠しておくより、上達することを前提に、必要な情報はオープンにしておいたほうがいいではありませんか。

「胸と腹を自由にコントロールできるようになって、胸に吸いこんだ息を、腹に落としたいときに、自分の意志で落としこめるようになればＯＫですよ」といいつつ、「じつはそれだけでは全然不完全なんだけどね」と本音を隠していたらどうでしょう？　そんなの皆さんだっていやでしょうし、納得できないはずです。

第一、胸と腹だけの呼吸法では、いちばん大事な身体の中心を天地方向に貫く身体意識＝センター、わかりやすくいえば身体の「軸」が通らないのです。身体の軸が通らないで、すぐれたパフォーマンスや、すぐれた身体能力、すぐれた健康、ぶれない生き方といったものを体現するのは不可能なのです。

ゆえにそうした、いちばん根幹になる大事なセンターが通るような呼吸法を最初から提示し、すぐにはできないにしても、「ああ、こうしたものが理想型なんだ」と知っておくことは重要なことなのです。

いきなりパーフェクトをめざさない

私は、正しいものは正しい姿として知っていただくように提示することが、やはり科学や学問を背景にした身体能力開発法の指導者としての責務だと考えています。

と同時に、人間の能力開発に対する経営学的な考え方から、コストとパフォーマンスという関係性のバランスに折りあいをつけながらトレーニングをしていくことも重視しています。だからこそ、なかなか容易とはいえない理想の呼吸法をきちんと提示し、一方で、そうした呼吸法に未経験者がどうやって取り組めばいいのかも、経営学的合理性をきっちり踏まえて、このように紹介することにしているのです。

ここで肝心なのは、どこから取り組んでいただいても、それに取り組むことでだんだん上達し習熟してくると、それなりの効果が得られるというところです。

つまり、胸と腹の両方に息が入るようになる、そして胸から腹に息が移せるようになる、胸と腹の間で自由に息を上げたり下げたりして行き来できるようになる、あるいは鼻から吸った息をいきなり腹に落とせるようになる、といったことができるようになるだけでも、かなり得られるものが大きいということです。

内臓が弱かった方は内臓が強化されますし、体幹(たいかん)の中で胸から腹、腹から胸へ息を行き来させるような呼吸運動は、肝臓や心臓の疲労を軽減するのにも役立ちます。当然これらは、心臓・循環器系の疲労回復の「ケアサイズ」として紹介した「ひざコゾコゾ体操」と助けあって相乗効果が得られます。

さらには精神的な落ち着き、いわゆるストレスが昂進するような緊張状態でも、緊張感を和らげて、その緊張感をいい意味の集中力に変えてくれる精神作用もあります。

また、夜になって行えば、深い熟睡効果も得られますし、日中でしたら、人の話がよく聞けて理解できるようにもなります。これも非常に大きな効果です。

人の話に対する理解力というのは、単なる知識やいわゆる思考力だけで決まるものではありません。その背景にはこの呼吸法できちっと高めることができるような、深い精神的な落ち着きというのが欠かせないのです。

精神的な落ち着きがないと、人の話を聞いていても、真意、十分すべてのプロセスを聞きとって、その人が何をいわんとしているのかという深いところを斟酌していくことができないので、いわゆる早とちりや、早合点をしてしまい、ときにそれが感情的な反発につながったりしてしまうのです。

というわけで、皆さんはいきなりパーフェクトな呼吸法をやらなくてもけっこうです。前述のとおり、やれることからやっていけばいいのです。

このように考えて、気軽に呼吸法に取り組みだしていただければ、とても安心して、一歩一歩じっくりと、呼吸法と自分というものを向かいあわせながら、確実に上達していける取り組みができるはずです。

ビジネスシーンでの第一の重要情報

さて、呼吸法に取り組んで、それを自分の身につけていくチャンスとして、クソ会議と通勤電車、さらにはベッドやお風呂の中といった、いわゆる不可分時間、自分で自分の手足や行動を思うようにできない時間を、黄金の時間、天国の時間に変えてしまうのが、じつは呼吸法だという話をしてきました。

その代表格がまさにクソ会議です。クソ会議とは、発言の機会や必要もなく、ただ出席して人の話を聞いているだけでいいのだが、その話も必要不可欠の重要な内容ではなく、ひとことも逃さず聞いている必要もない、集中力のすべてを結集して聞いていなくても支障がないといった会議のことです。

そうした会議に出席する機会に恵まれていれば、その会議の時間は呼吸法のトレーニング時間として活用できます。

しかし、すべての会議が呼吸法のトレーニングに向いているかというと、そうではありません。

呼吸法のトレーニングをやっていくときに、トレーニングの順序や段階、要素などがいくつもありますが、まだトレーニングに慣れていない段階だと、意識がその要素に向かいます。こうした方向性を持った意識のことを志向意識といいます。

たとえば体幹部の腹に息を落とそうとすると、それに関わる横隔膜（おうかくまく）などの筋肉や骨格、内臓などに意識は志向することになります。

ゆえに、会議の最中に呼吸法に取り組んでいると、その志向意識の影響で、会議でしゃべっている上司の話がよく聞こえていないような瞬間が訪れる可能性が出てきます。そうした会議で呼吸法に打ちこむのは、はっきりいってリスクがあります。

もし呼吸法に打ちこんでいる瞬間に、「おい、キミ。いまの発言についてどう思う」と突然指名され意見を求められたらどうでしょう。まったく話を聞いていないときにいきなり指名されたら、しどろもどろになってえらい思いをすることになります。

したがって、いくつもある呼吸法の要素の中から、まったく未経験な要素にはじめて手をつけるようなときは、いきなりリスクのある場面で行うのは、たとえそれがクソ会議であったとしても、避けたほうが無難です。

これがビジネスシーンで呼吸法に取り組む上での第一の重要情報です。

しかし、同じクソ会議でも参加人数が多くて、絶対に自分が発言を求められたり、指名されることはないという場合ならＯＫです。たとえば運転免許の更新時講習のように、受講義務はあるけれど、改めて知らなければならない重要な内容の少ない講習会などは最適です。

でも、そうではない10～20名程度の会議やセミナーの場合、ひょっとしたら突然指名されるリスクも考えられるので、まだ手をつけたことのない身体の中の要素にはじめて挑戦するようなトレーニングはやめておきましょう。

そうした会議では、すでに手をつけて何度も取り組んだことのある要素をやればいいのです。何度も経験のある要素でしたら、会議の最中に取り組んでいても、人の話ぐらいはきちんと聞けます。むしろ呼吸法をやることで落ち着けるので、意外なほどスーッと人の声が聞こえてきます。

これは大事なポイントですので、ぜひとも押さえておいてください。

はじめての要素に取り組みたいときは、会議ではなく通勤電車の中で行えばいいのです。あるいはベッドの中とかお風呂の中で、はじめて手をつけることはやっておきましょう。

負債（＝ストレス）返済効果

それからもうひとつ大事な情報をお伝えしておきます。

第二の重要情報、それはこの呼吸法「ベース」への取り組みは、取り組みながらも時々刻々効果が得られるものだということです。

つまり、呼吸法「ベース」はある程度うまくなってはじめて効果が得られるというものではなく、前述のとおり「ベース」といっても、他の高度な呼吸法のウォームアップだけではなく、「ベース」が呼吸法パフォーマンスの入り口であると同時に核心でもあるのです。そして、次のような点でクソ会議の最中に行うのに適しているのです。

皆さんも経験があるとおり、クソ会議に出席すると、「もうその話ならわかっているよ」「資料に書いてあるとおりじゃないか」「何べん同じ話をするんだよ」といったことがあるわけです。これは誰にとってもストレスになります。

そんな会議が仮に午前10時～11時までの1時間行われたとしたらどうでしょう。せっかく朝やる気になって出社したとしても、朝イチでクソ会議に出席させられたらすっかりやる気も消し飛んで、身体も精神もかなりの消耗を強いられます。

というのも、このクソ会議で受けるストレスは、ダブルのストレスであるからです。まず会議室に閉じこめられてじっと座っていることからくるストレス。これはストレスの中でも最大のストレス状態、拘禁ストレスですので強力です。

あとは会議の内容からくるストレスです。もうわかっている話をくどくど話されたり、上司の自慢話に近い話や、そんなような感情が裏に見え隠れするような話だと、まともにストレスを受けることになり、二重のストレスに晒（さら）されます。

そんなクソ会議に朝から1時間も出席させられたら、下手をすると一日分の疲労がそこで生じてしまうかもしれません。だからこそ、そうした会議をクソ会議というのです。

ところが、まだ練習段階だとしてもそんなクソ会議中に呼吸法に取り組んでいると、1時間の会議のうち、さすがにまるまる1時間は無理だったにせよ、たとえ30分でもやっていれば、その30分間、拘禁されているというストレスもまったくゼロ、内容のない話から襲ってくるストレスも同じくゼロでいられるのです。

それどころかその前後、要するに残りの30分の負債分すら呼吸法で解消できてしまうのです。

つまり、負債（＝ストレス）を返済するだけの効果が得られるということです。1時間のうち、断続的であっても合計で30分間呼吸法に取り組めれば、会議がはじまった10時の時点よりも、会議が終わった11時のほうが、気力、体力ともにすぐれた状態になって会議室から出てこられます。

呼吸法にはこうした効果があるのです。

1時間の会議のうち、その50パーセントの30分間呼吸法をやることができれば、身心の負

債がゼロになるどころか、そこで生まれるはずのストレスも疲労も全部返済して、なおかつ余りあるほど元気になって職場に戻れるというものなのです。

呼吸法をやり続けたからこそ

これについて、ひとつまた私自身の特異な体験をお話しさせていただきます。しかし皆さんは絶対に真似(まね)をしないようにしてください。

それはクルマの運転に関わることです。私はスキー選手の指導なども行っている関係上、冬になると何度かクルマで長距離を移動する機会があります。東京を起点に各地のスキー場に足を運ぶわけですが、距離にするとだいたい300キロメートル前後、冬の雪路を含むので、時間にするとおよそ5～6時間の運転になります。

その際、私はクルマに乗った瞬間から必ず呼吸法をはじめるようにしています。隣に同乗者がいておしゃべりをする場合は別として、乗車してから目的地に着くまで、5～6時間ずっと呼吸法をやり続けているのです。

では同乗者がいるときはどうしているかというと、じつはおしゃべりしながらやはり呼吸法を行っています。おしゃべりをしながらですので、単独で集中して行う呼吸法に比べれば、若干(じゃっかん)水準が下がることは否(いな)めませんが、基本的に運転中は呼吸法のトレーニングと決めています。

厳密にいえば、私自身が開発した気功法も、イスに座ったまま行うのに非常に適したトレーニングなので、ときおり気功法を織り交ぜることもありますが、本書は呼吸法がテーマですので、呼吸法をやり続けたときのケースで話を続けていくことにいたします。

ここまでご紹介して、まず皆さんが気になるのは、「本当に呼吸法を5～6時間もやり続けることができるのか？」という点ではないでしょうか。

率直にいえば、呼吸法ビギナーが5～6時間連続で取り組むのは、おそらく不可能に近いでしょう。しかし、私は学生時代から呼吸法に目覚め、すでに相当のキャリアがあり、呼吸法を鍛（きた）え続けて相当なレベルまで習熟し、脳が呼吸法を行うのに適した状態に出来あがっているので、いまの私ならば、それだけ連続して呼吸法に打ちこむのは、決してむずかしいことではないのです。

反対にまだ脳に呼吸法トレーニングの下地が出来あがっていない方が、運転中に呼吸法のはじめての要素に打ちこむと、志向意識がそちらを向いて、周囲が見えなくなってしまい、たいへん危険な状態になります。軽い接触ぐらいならまだマシですが、渋滞の最後尾に追突したり、反対車線に飛びだしたり、脱輪して崖（がけ）から落ちたり、人をはねたりしてしまったら一大事です。

したがって、クルマを運転しながら呼吸法に取り組めるのは、呼吸法に習熟したエキスパートに限定されたことだとお考えください。

でも一方で、呼吸法に習熟している私が都内からゲレンデまで5～6時間呼吸法をやり続けるとどうなるか。

私の場合、5～6時間ぐらいでしたら休憩なしのノンストップで運転し続けられますが、皆さんでしたらどうでしょう。運転する、しないにかかわらず、クルマに5～6時間も座っていたら、おそらく腰が固まって、クルマから降りるときに立ちあがりにくいと感じるのではないでしょうか。

立ちあがった後も、すぐにはスタスタ歩きだせなくて、ヨタヨタとおぼつかない足取りになってしまうのが普通です。足腰にそれだけ疲労が溜(た)まっていれば、当然全身もかなり怠(だる)く、鈍(にぶ)く、重たくなっているはずです。

それに対し、呼吸法をやり続けた私は、5～6時間一瞬も休まずにドライブし続けてもまったくそうした疲れがありません。目的地に着いた瞬間、クルマから飛びだして全力疾走できるぐらい元気なのです。

私だってクルマに乗る前から、そんな元気だったわけではありませんので、疲れがゼロどころではないということです。呼吸法をやり続けた結果、都内にいた5～6時間前より、運転し続けた5～6時間後のほうが明らかに元気になってしまうのです。

とくに顕著なのは、スキー場に出かける数日前から非常に仕事が立てこんでいて、かなり寝不足になりながらそれらをギリギリ片づけて、ようやく予定どおりの時間にスキー場へ向けて出発できたというときです。

こんなときのクルマの移動というのはつらいものです。眠いし、ますます疲れるし、なんとかゲレンデまでたどり着けたとしても、一休みしなければとてもゲレンデには立てないはずです……。

ところが私はそんな場合でも元気ビンビン、やる気満々で、すぐさまゲレンデに立てるのです。出発までに溜まっていたはずの疲労もすべて解消し、颯爽とスキーを履いて滑りだすことができるのです。

私がゲレンデに向かうときは、例外なくこうしたことを繰り返してきました。私にとってスキーの指導というのは、決してメインの仕事ではありません。選手たちから熱望されて、断りきれなくなったとき、なんとか時間を捻出し実地指導に出かけるわけです。

当然、ゲレンデに行っている間は他の仕事はできませんし、移動時間もかかります。したがって、その分仕事を詰めて、やりこなして出かける必要があるわけです。そして、ゲレンデから戻ってくればすぐに日常の仕事に復帰して、溜まった仕事をこなしていかなければなりません。

でも、その帰京後の仕事をなんの問題もなく片づけられるのも、往復の車中での呼吸法のおかげなのです。

ごく稀（まれ）に、実験として車中でまったく呼吸法をやらずにゲレンデを往復したことがあるのですが、皆さんのように疲れることはありませんでした。というのも私の場合、普段から呼吸法をやりこんでいますし、呼吸法以外にも先ほど紹介したゆる体操系の各種トレーニングを習慣化していますので、往復10時間以上のドライブでも身心にダメージを受けることがなかったのです。

つまり呼吸に関していうならば、呼吸法に習熟してくると、意識して呼吸法「ベース」に取り組まなくても、自然にある程度はその理想的な呼吸ができるようになるということです。

これがひとつの肝（きも）といってもいいでしょう。

テニスやゴルフもそうですが、初心者の頃はいちいち考えないとラケットやクラブを振ることもできません。肘（ひじ）関節がこう、ひざ関節の角度は……と、その関係を考えながら身体を動かさないと、なかなかそれらしい動きになりませんし、上達にも手間取ります。それを繰り返して上達すれば、考えなくてもいいスイングができるようになります。

テニスならウインブルドン、ゴルフならマスターズで活躍するような選手が、肘やひざの角度が云々などと考えながらプレーをしていることはありえません。考えるとすれば、いかに相手を倒すかとか、コースの攻略の仕方とか、戦術的なことにもっと集中しているはずです。自分の身体のひざ関節がどこにあって、どうだとかといったことに意識を向けてはいないでしょう。にもかかわらず、手足は自然に理想に近い動きができています。

同じように、呼吸法も上達するとやがて無意識に呼吸法的な呼吸ができるようになるのです。

しかも呼吸は生命の基(もと)であり、食事は1日2日抜いても生命に別状はないが、呼吸は数分も止めてはいられないので、その呼吸がよくなることの効果というのは絶大といえるのです。

私が多忙な中でも、しばしスキーの指導に行けるのは、まさしく呼吸法のおかげです。指導を受けるスキー選手側とすれば、私が時間がないことは重々知っているわけですし、「遠方までお越しいただき恐縮です」というのが偽(いつわ)らざる気持ちなのでしょうが、仕事のやりくりはともかく、ゲレンデまでのドライブは、自分を高めることができる貴重で快適な時間なので、それまで仕事に忙殺されていたにもかかわらず、ゲレンデに到着したらゲンナリするどころかケロリとして、元気いっぱい、子どものようにルンルンとご機嫌で楽しくスキーの指導を行って、その絶好調のまま帰京することができるわけです。

ここに知恵の宝庫がないか⁉

私がこうしたクルマの運転の話や、テレビ局での極(きわ)まった状態のエピソードを紹介するのは、こうした極まった話こそルーティーンで行われている仕事、ビジネスシーンで役立てられる知恵の宝庫だと考えるからです。

つまり、これらの経験には、ビジネスマンの皆さんがそれぞれご自身の生活の中で、「こうすれば役立ちそうだな」というヒントがたくさん隠されているということです。

すでにピンときている読者の方もおられるかもしれませんが、このことに関して１～２例を挙げておきます。

たとえば、クソ会議ではないまともな会議。自分自身が発表、報告、提案、プレゼンテーションを行うプレゼンターを務める会議などでは、当然会議の直前はそのための準備に忙殺されます。頭もフル回転させる必要がありますし、資料づくりのリサーチもしなければなりません。スピーチ原稿も書かなければならないでしょうし、その草稿も一言一句精査して仕上げるのか、それともメモ書き程度でいいのかも、会議の内容、参加者、重要性によってもケース・バイ・ケースとなるでしょう。

そうした中、会議に向けての準備プロセスにおいて、もっとも努力するべきことはどのようなことだと思いますか？

「リサーチを手ぬかりなく正確にやって、それを必要十分にまとめあげて、そして会議の性質、聞き手や要求されていることをよく理解して、過たずに草稿を作成していくことに決まっているじゃないか」

おそらく皆さんそう思われるはずです。

ところが、いちばん肝心なことはそれではないのです。

皆さんが会議に向けてそうした準備をしているときのパフォーマンスは、必ず皆さん自身の能力の１００パーセントには達していないということを見過ごしてはいけません。

「なんだって？　だって、大事な会議のプレゼンターになっていて、精一杯努力しているのに１００パーセントじゃないなんて、おかしいじゃないか」と思われることでしょう。

しかし、それが違うのです。

なぜ違うといい切れるのか。２つの大きな理由で説明しましょう。

ひとつは、そういうときほどあなたの脳と身体は各方向から疲労しているからです。会議での発表が、３分間リサーチすれば済むようなことであれば、そのこと自体にほとんど疲労はないはずです。また、その程度の発表でしたらおそらく重要度は大したことがないに決まっています。そんな簡易な発表ではなく、きわめて重要なプレゼンテーションともなれば、数ヵ月前から綿密に準備をし、直前１週間ぐらいは丸々準備時間に充てるものです。

それだけの準備を積み重ねてきた発表の本番ともなれば、たいへんな緊張を強いられます。だからそれに向かって一所懸命準備しているプロセスは、そもそも緊張感に満ちているわけです。

そうするとどうなるかというと、脳・神経系から、心臓・循環器系、腰・脊椎系まで、どれもが手ひどい疲労を重ねていくことになります。

その結果、必死になってリサーチをして、それを資料としてきれいにまとめていくとき、つまり高度な能力を必要とするときに、最大能力を絶対に発揮できない身心になってしまっているのです……。

同じく、準備の山場である草稿づくりにも、皆さんの最大能力は絶対に発揮することはできません。これは科学者として私が保証します。

というわけで、準備の段階で皆さんは、緊張と疲労によって最大能力を発揮できてはいないのです。おそらく、皆さん自身はベストを尽くしたと思っていても、客観的にいえば皆さん自身のＭＡＸポテンシャルのうち、最高でも6〜7割程度、悪ければ2〜3割程度しか能力は発揮できていないというのが実情なのです。

にもかかわらず、皆さんは例外なく「自分は最大能力を当然のごとく発揮できている」と信じこんでいるのです。

だから皆さんにとって、その仕事が大事であればあるほど、その準備に使える時間の半分を使って、疲労回復法と呼吸法をやるべきなのです。

1割の時間で

会議の準備に全部で50時間かけるとしたら、そのうちの25時間は疲労回復法と呼吸法に使わなければならないのです。それだけやったら、皆さんの身心はヘロヘロどころかピカピカです。

というのは、じつは冗談でして、本当は50時間の10分の1で結構です。普段行っている疲労回復法や呼吸法とは別に、会議のための準備時間の1割、この場合でしたら5時間を疲労回復法と呼吸法に使用して、実働は50－5＝45の45時間にしてください。

たとえば、「今日は5時間、会議の準備に使えるぞ」という日があったら、5時間の1割＝30分を疲労回復法と呼吸法に充てればいいのです。それもまとめて30分やる必要はなく、30分を5分割して1回6分。つまり1時間に1回、正確にいえば54分ごとに6分ずつ疲労回復法と呼吸法をやればいいということです。その代わり、タイマーなどを利用して、この時間は必ず確保してください（**図18**）。

そして6分間でやれることをやればいいのです。

イスの背もたれが使えるのなら、「背もたれ首モゾモゾ体操」を行えばＯＫですし、背もたれが使えなければ、本を数冊積みあげてその上に座り、自分のデスクの縁に「盆の窪」をあてて頭を左右にゆらせばいいのです。

ただし、職場でいきなりやりだすとまわりの人から奇異な目で見られてしまうので、あらかじめ「脳疲労をとって、仕事の効率を上げるメソッドをやっています」と伝えてからやったほうがいいでしょう。いちいちいうのも手間がかかるので、そうした内容の札をつくって、目につくところに置いておくのもおすすめです。

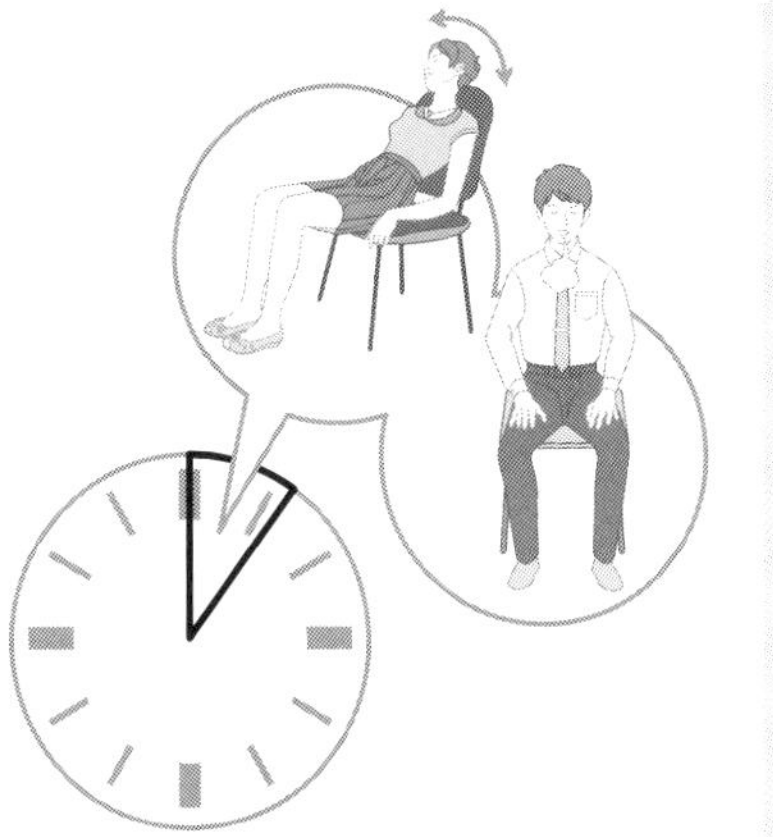

図18　疲労回復法と呼吸法に充てる時間

「ひざコゾコゾ体操」や「腰モゾモゾ体操」「坐骨モゾモゾ座り」なら、もっとやりやすいので一通りやって、さらには呼吸法までその6分間でやってしまいましょう。そうして正味4時間半の会議の準備を、細かくサンドイッチしてやるといいのです。

そうすると疲労が抜けて、リラクゼー

ション、つまり心の落ち着きがあって、集中力も非常に高くて、広く物事を落ち着いて見渡せ、要素の軽重とそれらの関係性がきちんと見えて、決して自分の感情に走ることなく、しかもスピーディーに仕事が進められるようになります。

じつはこの感情がかなりの曲者（くせもの）なのです。人はかなり論理的な仕事に携（たずさ）わっているときでも、ほとんどの場合、そこに感情が入りこんでしまうものなのです。

自分があるファクターについて「これは大事だ」というニュアンスの発言をしてきた歴史がある場合、論理的に考えると、今回はなくしてしまったほうがいいとわかっていても、どうしてもそれを捨てきれずに入れたくなることがあります。でもそれをひとたび入れてしまうと、ひとつの物事というのはすべて構造的なつながりを持って存在しているので、その論理がすべて狂いだしてしまいます。

それを無理やりきれいにまとめようとすると、自分が扱っているもの自体が、そこでブレーキ&アクセルになってしまい、摩擦（まさつ）・軋轢（あつれき）になるような構造になってしまっているので、たいへん消耗してしまいます。

そんな大きなマイナス要素も、大事な仕事に取り組む時間の10パーセント、疲労回復法＋呼吸法に取り組むだけで、きれいさっぱり切り捨てられるようになるのです。

判断力、集中力に効能

疲労回復法＋呼吸法で、心が非常に落ち着いた状態が得られると、自分自身がこれまでこだわってきた歴史的ファクターですら、客観的に見て不要な場合はあっさり切り捨てられるのです。

したがって「今般、これこれこういう資料を新たに調べてみたところ、私がこれまで何回か『この点も重要ではないですか』と発言してきた例のモノは、今回は必要ないと判断し、利用しないことにいたしました」とあっさり決断を下せます。

これにはまわりの人のほうが驚くかもしれませんが、心を落ち着かせ、客観的判断が下せる身心を得ることができた当人にしてみれば、いらないものを切り捨てると結論づけるのに、５秒もかからなくなるでしょう。

でも、それを捨てたがために、ものの見事にきれいな論理的な体系ができるわけです。そうしたら「なんてすごい奴なんだ」「普通はそれができないんだよな」と、周囲の評価はうなぎのぼりになるはずです。

一方、きわめて難解な、いくつもの要素が絶妙に絡（から）みあった結果、はじめて到達できるような論理には、本当の集中力が必要になりますが、そうした集中力も大幅に増します。

だから5時間中30分、疲労回復法と呼吸法に費やしても、残りの4時間半がじつに充実した資料整理と論旨を練りあげる論理的作業の時間として活用できるようになるのです。当然、その仕事の出来は、疲労回復法と呼吸法を取り入れずに、5時間仕事をやり続けたときの2～3倍もいいモノになります。ときには、きわめてドラスティックに10倍、20倍になってしまうことだってあります。

それはさっき説明したとおり、客観的には切り捨ててしまうべき事柄に心が冷静になれず、感情的になったままで、しかも疲労を溜めている脳や身体が、焦りを生んだりすると、クオリティは低く、しかも時間までに完成しないというケースだってありえるからです。

極められないから、時間が足りない。締め切りが迫るから焦ってくる。焦れば焦るほどはかどらず、仕事のレベルはさらに低下……。かくして苦労した割には、出来具合がさんざんだったということはよくある話です。

これもまた恐ろしい話ですが、冷静さを欠いている自分、疲労を溜めている脳というのは、自分と自分の仕事を俯瞰するような高度な脳の働きができなくなっています。また、精神性でも実働している自分に対し、客観的視座に立つもうひとりの自分が必要になるので、非常に奥深い何段構えの能力が問われます。しかし、こうした精神の多重構造も脳疲労状態では望むべくもありません。

にもかかわらず、焦りも疲労も含め、「頑張っている」という自覚があると、その頑張りが「いいモノをつくっている」ことを担保するような気持ちにさせてしまうのです。これは厳しい言い方になりますが、自己欺瞞（じこぎまん）もいいところです。

このことは、ぜひとも覚えておいてください。

先ほど、私は「皆さんがどんなに精一杯大事な会議に向けて準備をしても、そのとき発揮されている能力は、皆さんの最大能力にはほど遠い」と断言しましたが、その背景にはこうした理路があったのです。

35年間一日も欠かさず

また、ここでは会議でのプレゼンを例にしてお話ししてきましたが、他のあらゆる仕事についても同じことがいえるのです。

何も考えずに、３分もあればちょちょちょいと片づく仕事は別として、そうでない重要な仕事については、あらゆる場面、いかなる仕事でも必ず同じ現象は起きるはずなので、このことを「そうだよな～」という共感を持って、納得していただき、仕事の実状に即して利用していただけることを願っております。

その上で本書で紹介した疲労回復法と呼吸法「ベース」を、皆さん「武器」として活用してください。

少々口幅ったいようですが、私が第2章で紹介している疲労を回復するための3分野4つのメソッドと、呼吸法「ベース」というのは、皆さんが5年後、10年後に振り返ったときに、「ああ、そういえばあの頃は、『腰・脊椎系ケアサイズ』とか呼吸法『ベース』なんていうのをやっていたな。あの頃はあれでよかったんだけど、いま考えるとだいぶ古いやり方で、いまならもっと効果のあるメソッドがたくさんあるからな」といった具合に、時間の経過で風化してしまうような代物(しろもの)ではありません。

コンピュータやモバイルツールのテクノロジーは、いままさに日進月歩で進んでいて、ほとんどのものが5年前のものでは現役機種とはいえないような状況にあります。

そうしたコンピュータの世界でも、そのいちばん根本にある0と1しか使わない二進法という原理は変わっていません。

このコンピュータの世界で、0と1の二進法に相当するものが、先の疲労回復法と呼吸法「ベース」なのです。つまり、世の中に存在する何百、何千通りもあるすべての呼吸法のベース、まさに最根本、根幹中の根幹にあたるメソッドなのです。

じつをいうと、私が呼吸法に取り組みだしたのは、いまから50年も前の話で、35年前には呼吸法「ベース」を完成させておりました。

それだけの長いキャリアがあり、皆さん以上に疲労回復法も、呼吸法も、それを含めた能力開発法にも徹底的に精通している専門家である私が、35年後の今日、呼吸法「ベース」をどのようにやっていると思いますか？

まず、やっているか、やっていないかが最初の問題で、次にその頻度（ひんど）、さらにやっているとすれば、どのぐらい改訂、変更、バージョンアップしているかが、気になるところではないでしょうか。

それらの疑問にお答えすると、まず、当然私はいまでも呼吸法「ベース」をやり続けています。そしてその頻度はというと、これまた当然毎日で、どんなに忙しくてもやらない日は一日もありません。また、そのやり方も、35年前に完成させてから一切改訂していません。

最高の法則の結晶

私は自分の研究から導きだした理論でも方法でも、つねに科学者として反証事例があるのではないかと疑問を持つ習性があり、ときに2～3年に一度、思いっきり疑って再検証を試みるようにしています。

当然、呼吸法「ベース」についても、過去10回以上徹底的に再検証し、「何か新しい発想で、もっと改良が加えられないだろうか」と工夫を凝（こ）らしてみたのですが、この呼吸法「べース」ばかりは、どこにも手を加えるべき点が見つけられないのです。

たとえば「坐骨で立つ」ということひとつとっても、尾骨で立つ、股関節で立つ、大臀筋で座る、ハムストリングスの上端で座る、といったあらゆる可能性を考えてはみるのですが、やはり「坐骨で立つ」以上に合理的といえる姿勢は見つからないのです。

センターという軸についても同じで、これも変えようがありません。地球というこの物体で最大の力、この場合、時間×力の強さが、人間に関わる力の多寡になるわけですが、そうした力において重力に勝る力はありえません。

なにせ重力というのは24時間３６５日、どこにいようと何をしていようと、のべつ幕なしずっと働き続けています。体重70キログラムの人ならば、70キログラム相当の重力が絶え間なく働き続けているわけですから、どんなハードパンチャーが殴り続けたとしても、その物理学的な量は比較にもなりません。

人間はそれほど力のある重力に抗して、立ちあがったり座ったりしているわけです。重力に抗わない限り、ナマコのように這いつくばうしかないので、当然といえば当然ですが、同じ抗力を発揮するにしても、最大限合理的な抗力の出し方を実践しない限り、重力に抗って立ったり座ったりしている間じゅう、膨大な物理学的ロスが生じます。

だから人はより合理的に、完璧に近いものを求めて、自分を立たせたり座らせたりしようとする必然性があるのです。

その重力に抗するための最大限合理的なラインこそ、天地を垂直に貫くセンター＝軸ですから、これはどうしても外すことはできません。これは物理学的な重力線と一致しているラインなので、何人（なんぴと）たりとも否定できません。

その物理学的なセンター＝軸というものを、呼吸法を行う間に、より強化しより高めるようなやり方が正しいのか、それとも呼吸法をやっている間、一時的にせよそのラインを曲げたり、途切れさせたり、あいまいにさせるような方法が正しいのか。

これは論理構造的にいうまでもなく、前者のほうが正しいわけです。

そうしたことをひとつひとつ検証していくと、呼吸法「ベース」は寸毫（すんごう）も否定するところが見つからないのです。

詳細は説明しませんが、第2章で紹介した疲労回復法にも同じことがいえます。

つまりこれ以上コストパフォーマンスのすぐれた方法は考えられないというところまで、いずれも磨（みが）き抜かれたメソッドであり、何も足す必要もなく、引く必要もない、いわば法則の結晶のような方法なのです。

したがってあえて百歩譲（ゆず）って、もし仮に、将来的にもっと効率のいい方法が見つかったとしても、ここで紹介してきた方法が鈍るわけでも間違っているわけでもありません。ただ第

2位になるというだけの話です。

きわめて時間的な制約が厳しく、もっとも短時間で、なおかつもっとも少ない労力で、最大の効果を上げたいという人には、第1位のメソッドしか使えないかもしれません。しかし、ほんの少しでも時間に余裕がある人ならば、第2位の方法だって使えるでしょうから、先の疲労回復法や呼吸法「ベース」が無価値になる日は永遠にないといっても過言ではありません。

それが本書で紹介した選りすぐりの疲労回復法と、呼吸法「ベース」なのです。

第5章　人の心を無理なくつかむ呼吸法

「リバース」――身体意識の操作方法

人の心をつかむことが、ビジネスパーソンにとって多くの場合、きわめて重要なのはいまさらいうまでもないことでしょう。とくに営業職であれば、仕事の最枢要(すうよう)条件が、人の心をつかむことといっても過言ではありません。

また、1人以上の部下を抱えている管理職であれば、部下の心をつかむことはいわば必須の課題ですので、たとえ狭いテリトリーであったとしても、人心把握(じんしんはあく)なくして現場の経営は成り立ちません。

さらに接客業の場合は、これまたお客さんの心をつかむことが必須不可欠なファクターのひとつとなります。

このように、ビジネスパーソンに限らず、すべての社会人、そして家庭人としても、大人である以上、「人の心をつかむ必要がない」という人は、皆無(かいむ)といってもいいのではないでしょうか。

「オレは研究職だから関係ないよ」とか「開発職だから、孤独にコツコツ仕事をすればOK」という人がいたとしても、ウチに帰れば家族が待っているはずです。会社ではデスクに向かって、もくもくとパソコンと格闘しているだけで済む人も、自宅に帰ってからもそんな職場の意識状態のままでいいわけがありません。

そうした生活をしている人は、しばしば口が重くなって、顔も無表情になったまま、帰宅してしまうケースがあるようですが、それはぜひあらためてください。

事実、人と人とのつながりが希薄になってきているいまだからこそ、誰にとっても人の心をつかむことの重要性は、ますます増してきているのです。

そこで本章では、人の心をつかむための、２つの方法を紹介します。

ひとつは呼吸法以前のたいへんベーシックな方法で、「リバース」と名づけられた身体意識の操作方法です。

この「リバース」がどのようなものなのかを、早速具体的に説明していきましょう。

まず自分の胸の中心を擦（さす）ってみてください。擦りながら、自分が心をつかみたいと思っている人の胸の中心を想像してみてください。

もちろん相手の胸は、擦る必要がありませんので、間違ってさわらないようにお気をつけて（笑）。そして自分の胸の中心から、相手の胸の中心に向けて、放物線を描くように意識のラインを描いて、それを助長するように指先でその放物線のラインを「リバース」とつぶやきながら何往復かなぞって動かしてください。

このときの放物線は、ボールをキャッチするのが苦手（にがて）な子どもにも、ボールを受け取って

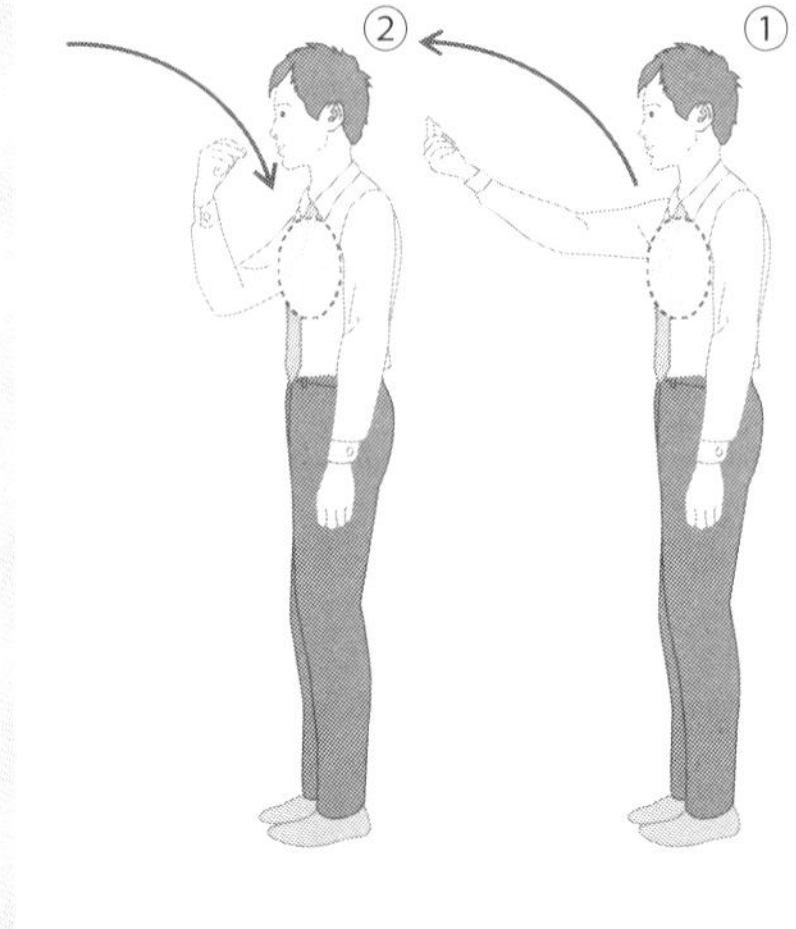

図19　リバース1「リバースイン・アウト」

もらえるように、やさしく、ホワ～ッと投げるときにボールが描くような放物線にしてください。

　そして自分の意識が相手の胸に届いたと思えたら、再び「リバース」とつぶやきながら、今度は相手の胸の中心から、自分の胸の中心に向かって同じ放物線を引っぱってくるように、指先も一緒に動かしながら戻してきてください。それを4～5往復繰り返すわけです。

●リバース1「リバースイン・アウト」（図19）

①胸から相手もしくは対象となるものの間に、放物線状のラインが出ていくようなイメージ（リバース・アウト）で指先をつくる。

②それと当時に、先方から出てくる放物線が自分に入ってくるようなライン（リバース・イン）を指先で描く。①～②を4～5回繰り返す。

●リバース２「ピンポン玉強化法」（図20）

①事前にお互いの中丹田(ちゅうたんでん)の位置に、両面テープを貼っておく。投げ手は、ピンポン玉を相手のそこに向けて放物線を描くように投げる。

②受け手はピンポン玉を胸のテープでキャッチする。①～②を４～５回繰り返したら、交代して同様に行う。

投げ手は、放物線で投げるしぐさを事前に何回か繰り返し、それをお互いに確認しあうのがうまくいくコツ。

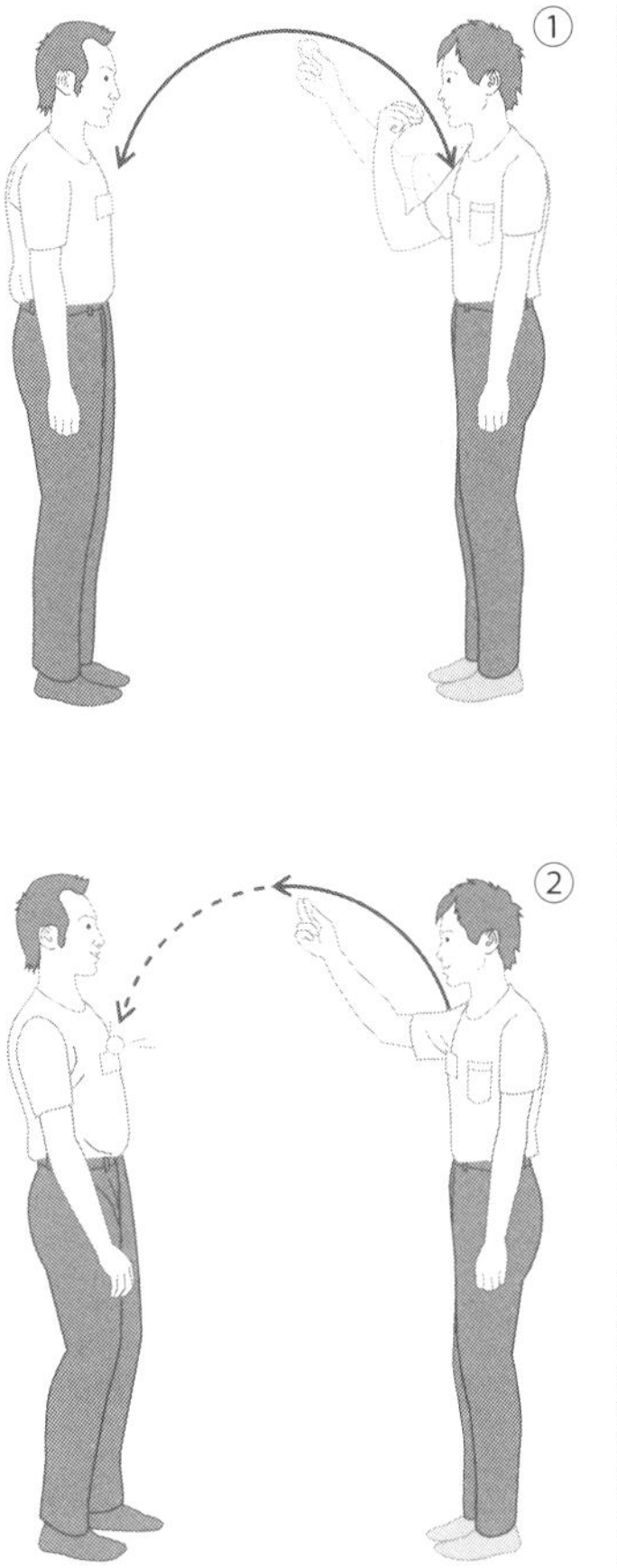

図20　リバース２「ピンポン玉強化法」

「リバース」が生まれるまで

人の心をつかむためのもっとも基本的なやり方というのは、じつはこれだけです。中でも基本中の基本、必須不可欠のメソッドはリバース1です。

拍子抜けするほど簡単だったかもしれませんが、その効果は皆さんの想像以上に絶大です。でも、この2つの方法のうち**リバース1だけを実際にやってみて、大事な交渉に臨んでみてください。**相手とたいへん打ち解けて、突っこんだ話しあいができるはずです。

相手の人も自分に対して話しやすくなりますし、もちろん自分もいつも以上に話しやすくなります。また、お互いに落ち着いて、焦ることなく話しあうことができて、お互いにいいたいことをいいながらも、より歩み寄れて、より正確な話ができるようになってくるのです。

さらにいえば、おもしろいことに、どちらかが一方的にしゃべり続けるのではなく、より会話のキャッチボールが弾むようにもなるのです。

これが「リバース」と名づけられた意識の操作方法と、その効果です。

この「リバース」も、私が開発したメソッドのひとつなのですが、そのルーツは、じつは赤ん坊の研究から出発しているのです。

赤ちゃんが離乳食を食べられるようになると、お父さんやお母さんは赤ちゃんを専用のイスに座らせて、小さなスプーンで離乳食をかき混ぜながら近づいて、離乳食を赤ちゃんの口へ持っていきます。

このとき子育てが上手な親ほど、器から赤ちゃんの口まで、放物線を描くようにしてスプーンを動かします。反対に子育てがあまり上手でない親は、その放物線の角度がより水平気味になります。あるいはその動きがぎこちない傾向も見られます。

「これからおいしいものが、あなたのお口に運ばれていきますよ～」ということが、赤ちゃんに対し、いちばんよく伝えられ、そのことを安心して認知させることができるのが、その放物線のラインなのです。

ゆえに、子育ての上手な親ほど、その放物線のラインとスプーンを動かすスピードを、より赤ちゃんが安心し、快適で、喜ぶようにコントロールし、離乳食を与えるのです。

そのときに、日本人であれば、「あ～ん」といったり「うまうまよ～」と声をかけながら、スプーンを口に近づけていくわけですが、その様子をよく観察していると、親の表情や目線なども スプーンと一緒に放物線を描いているのがわかります。

これらの運動全体を支えているのは結局、意識ということになります。それは顕在意識でもありますが、それ以上に潜在意識の働きで、そうした運動全体を支えているような意識のことを、身体的な潜在意識＝身体意識と私は学術的に定義しています。

今日この身体意識という考え方は、たいへん多くの分野で認められつつあり、年々注目度が高まっているものであります。

この場合、そうした潜在的な意識が、じつは放物線をくっきりと描いていることが、私の研究によって判明しました。

このことを、子どもから大人まで年齢が上がっていくにしたがって観察していくと、小さい頃、上手に親から放物線上の意識をたくさん届けてもらっていた子どもは、その後、その意識を使うことがうまくなることがわかったのです。つまり、それをより助長するような行動をとるようになってくるということです。

その結果、人間関係を築くのが得意で、人の心をつかみ、自分の気持ちを上手に人に伝えることができるような大人になっていくのです。

そうしたことを、長年のリサーチによって発見した私は、このメカニズムはトレーニングによって、後天的に鍛（きた）えることはできないのだろうかと考え、そのメソッドの開発に乗りだしたのです。

私がなぜそのように考えるようになったのか。じつは「リバース」の発見以前に、すでにいくつかの身体意識を発見し、その研究が進んでいたからです。

それが何かというと、すでに先ほどから語ってきた、「軸」あるいは「センター」です。

さらには、日本では古来「肚」（ハラ）といわれていた、下腹部にできる「丹田」。この「丹田」は通常、下腹部のものを指すわけですが、じつは下腹部以外にも、頭部、そして胸部にも形成されることがあり、それを再発見した私は、**頭部の丹田を「上丹田（じょうたんでん）」、胸部の丹田を「中丹田」、下腹部の丹田を「下丹田（げたんでん）」**と、「三丹田」を学問的に明らかにし、きちんと定義づける仕事を行いました。

日本では古来、武士の切腹などに象徴されるように、「ハラに魂がある」という考えがありましたが、この場合の「ハラ」とはすなわち、「下丹田」そのものです。

これらの「軸」や「丹田」などは、歴史上すでに認識的に存在が認められており、概念化され名称がつけられていたという例です。

私の身体意識の研究も、まずはこれら歴史的な身体意識を学問的にきちんと定義する作業からはじめていて、それがきちんと整理された段階で、おそらく歴史的に認識されてきた身体意識以外にも、もっと他の身体意識があるに違いないという仮説を立て、全身を隈（くま）なく調べ直したのです。

その結果、じつにたくさんの身体意識の存在が新たに確認されたわけですが、そのうちのひとつが、**人間関係を取り仕切る身体意識＝「リバース」**なのです。

「ミッション・インポッシブル」も乗り越える

この「リバース」については、すでに先に紹介したようなトレーニング方法を、多くの人に取り組んでもらった実績があり、その結果、**良好な人間関係を築くのに、きわめて即効性のあるメソッド**であるということが実証されております。

その効果は、当然人によって多少の差は見られますが、反応の早い人の場合は、はじめてこの方法を知り、そのまま営業先に出かけ、その会社の建物のすぐ下で、これから面会するクライアントの姿を思い浮かべながら、この「リバース」のワークを4〜5回行ってから商談に臨み、前回までけんもほろろに追い返され、ろくに話も聞いてもらえなかったのに、その日に限って「話ぐらいは聞いてやろう」といわれ、話しだすとお互いにいい話しあいができて、最終的には「前向きに社内で検討してみよう」というところまでこぎつけた人も実際いました。

せっかくですので、もう一例ご紹介しましょう。

その人は日本でイギリス人女性と出会い、恋に落ちて、結婚の約束を取り交わした人物でした。しかし、ふたりで将来を誓いあっても、本当に結婚するには両親や一族の承認が必要です。それで彼はイギリスに結婚の承諾を得ようと旅立ったのですが、そこには大きな壁が立ちはだかっていたのです。

それは彼女の祖父、グランドファーザー、というよりも、ファミリーのトップでゴッドファーザーと呼ぶべき存在が、孫の彼女を溺愛しており、頑固で嫉妬深く、「孫娘は誰にも渡さん」といった存在だったということです。

そこによりによって、日本人の彼が乗りこんでいって、結婚の承諾を得るのが、いかに至難の業であるかは想像に難くはないでしょう。

もちろん、彼自身は誰よりもそれが「ミッション・インポッシブル」（不可能な使命）であることを身に染みてわかっていたので、渡英する飛行機の中で、その祖父の写真を見て、祖父の名前を呟きながら、何度も何度もまだ見ぬ祖父へ向かって「リバース」のメソッドを行ったのです。

彼は私の下ですでに相当な身体開発のトレーニングを積んでいたので、「リバース」だけではなく、この後詳しく紹介する呼吸法の「モーション」も取り入れ、飛行機に乗っている間じゅう、「リバース」と「モーション」のトレーニングを交互に行いながら、イギリスに降り立ったのです。

ちなみに彼女は一足先に帰国しており、彼女の屋敷で彼の到着を待っていたので、機内は彼ひとり。〝心細さと緊張で、イギリスの空港に着いたときは、〝心臓が飛びだしそうになり、

「機内で『リバース』と『モーション』のトレーニングを行っていなかったら、本気で成田に引き返していたかもしれない」と彼は後に語っていたぐらいです。

しかし、ひとたび肚をくくって、彼女の屋敷に向かいだすと、不思議なことにまるで屋敷に吸い寄せられるような感じがして、自分をさっきまで悩ませていたことやプレッシャーが、自分が進むことでどんどん後ろに振り落とされていくような思いをしたそうです。

そうして屋敷に着いて、彼女の父親と、懸案のゴッドファーザーに対面し、慣れない英語で自己紹介し、結婚の承諾を得たいという旨を伝えたところ、なんとそのいかめしいファミリーのトップに一発で気に入られてしまったのです。

出会ってから20分もした頃には、「キミはなんて素晴らしい男なんだ。さすが私の孫娘。はるばる日本まで行って、よくぞ素晴らしい婿を見つけてきたもんだ」と大喜びし、「今日からキミは、私の孫だ」とまでいわれ、歓待を受けたのです。

これは「リバース」と呼吸法「モーション」の合わせ技ですが、それにしてもこれだけ劇的な効果があったのは事実です。

ちなみに、日本で外国人女性と出会い、見初めて、彼女の母国に結婚の承諾を得に行ったというケースは、彼の話以外にもいくつかあります。どのケースも国際結婚特有のむずかしい問題があり、いずれも一筋縄ではいかない状況だったにもかかわらず、私の呼吸法メソッドを学んでいた日本人男性は、誰もが彼女の家族に気に入られ、無事に結婚までたどり着けたことがある人ばかりです。

つまり、「リバース」や「モーション」というメソッドは、それだけヒット率の高い方法で、最初のイギリス人女性と結婚した彼だけが、たまたまうまくいったという話ではないのです。

呼吸法「モーション」――吸引と呼押を使って

具体例を十分語ったところで、今度はいまの話にも出てきた呼吸法「モーション」を紹介させていただきます。「モーション」には、「吸引」「呼押」「吸率」「呼射」の４パターンの方向があるのですが、ここではビジネスパーソンにとくに有効と考えられる、「吸引」と「呼押」のやり方を説明します。

●モーション１「吸引」（図21）

①手のひらが前を向くように両手を前に伸ばす。

②その手のひらから息を吸うようにして手を前に伸ばしていく。手は軽く伸びる。（吸引）

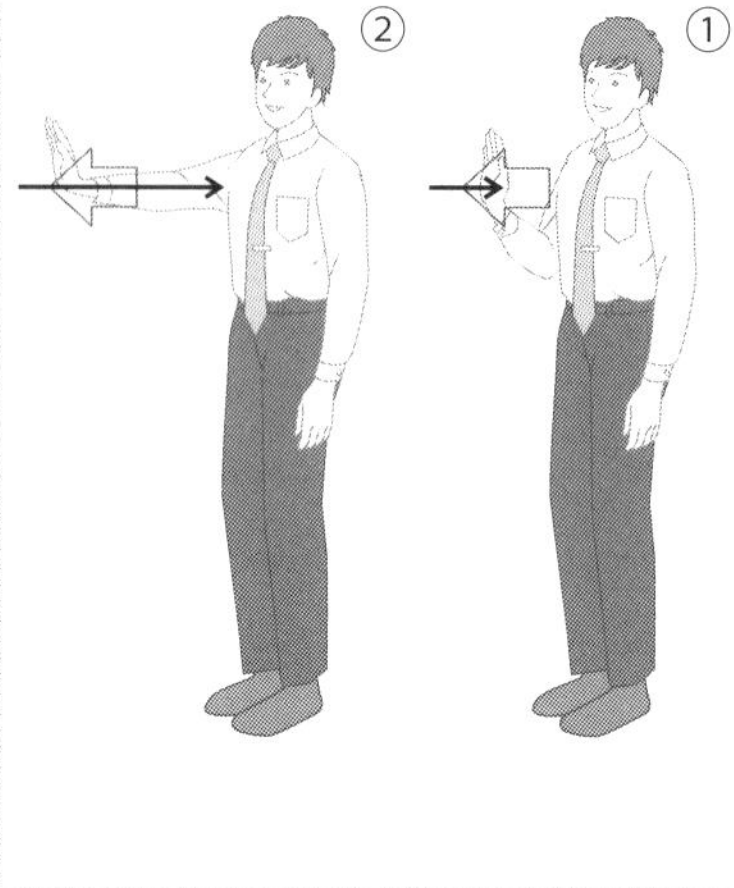

図21　モーション1「吸引」

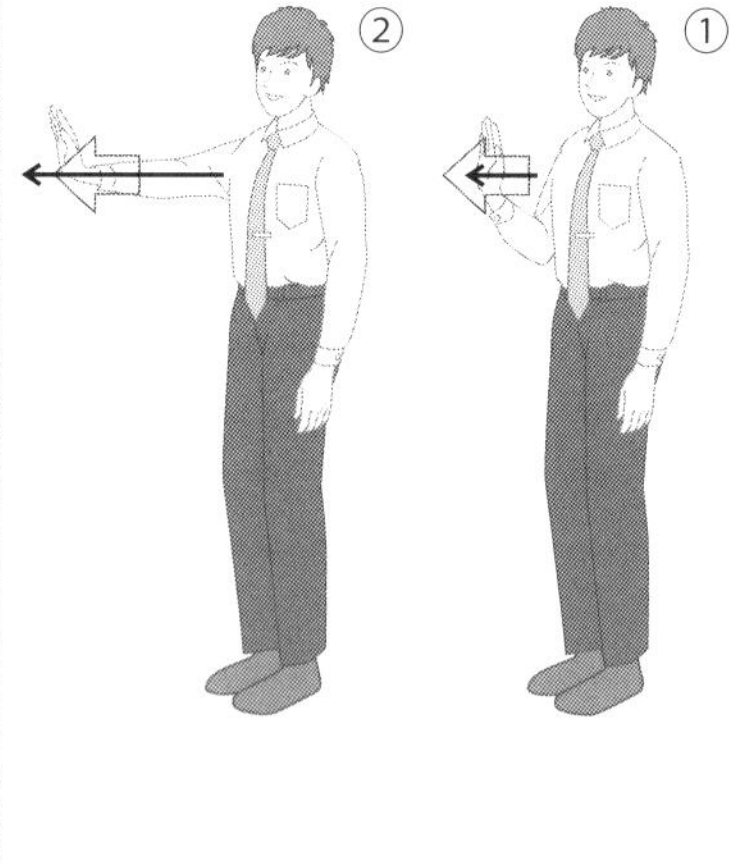

図22　モーション2「呼押」

●モーション2「呼押」（図22）

①手のひらが前を向くように両手を前に伸ばす。
②その手のひらから息を吐くようにして手を前に伸ばしていく。手は重く伸びる。（呼押）

呼吸法「モーション」のうち、「吸引」と「呼押」をやっていただいたわけですが、いかがだったでしょうか。

手のひらを前に向けて、前方にある空気を手のひらから吸うようにして、手を前に伸ばしていく「吸引」。

息をあらかじめ溜(た)めておいて、ちょうどホースから水を放出するように、手のひらから息を吐くようにしながら手を前に出していく「呼押」。

「吸引」の場合は、前方の空間と馴染(なじ)むように、さらには吸いこまれるように自分の手が楽々と前に伸びていく感じがしたことでしょう。

一方、「呼押」の場合には前方の空間を押して、その抵抗を受けながらも、それに打ち勝つように手を押しだしていく感じがしたと思われます。つまり、すごく押しているという実感があり、抵抗感がある押し方だったはずです。

呼吸というと、普通は鼻や口から気体である空気を吸って、肺に溜め、それをまた鼻や口を通して排出する、この一連の流れを意味します。

しかし、私が研究のプロセスで発見したものは、じつは「吸う」「吐く」という生物としての基本的な実体としての呼吸を経験則として、人や動物は実体としての空気ではない何ものかを、自分の体内に吸い入れる意識を持ったり、吐きだす意識を持ったりするという事実なのです。

これも私は広い意味での身体意識の一部の領域を構成するものだと考えていて、これに「呼吸意識」という名前をつけました。

この「呼吸意識」は意識ですので、その手のひらを出入口にして吸ったり吐いたりすることも当然できます。同様に手の甲でも可能です。さらには腕の外側と内側でもできますし、胸と背中でもできるのです。

その実体としての空気ではない何かを、鼻や口以外で吸ったり吐いたりする状況を、もう少しわかりやすい例で説明しましょう。

皆さんは、たいへん風光明媚（ふうこうめいび）で、本当にすがすがしい空気に満ちた高原に降り立ったりしたとき、思わず手を広げて「あ〜、なんて気持ちがいいんだろう。あ〜空気がおいしい〜」といった経験はないでしょうか？

そうしたときは、間違いなく、鼻や口から息を吸うだけではなく、胸を中心に左右に大きく広げた腕の内側と手のひら全体、さらに人によっては腹から腿（もも）の前面まで使って、呼吸意識で吸息しているのです。つまり全身体の前面を使って、空気を気持ちよく吸っている自分がいるということです。これならば、「なるほど」と実感を持って納得していただけるのではないでしょうか。

また、自分が嫌悪（けんお）する人物から、いやなことをいわれて、詰め寄られるのに対して、「ふざけるな」「お前にそんなことをいわれる筋合いはない」「帰れ！」といった拒絶的な態度をとるとき、口からも強い呼息をしながら、そうした言葉を発するはずです。

当然吐きだされる空気の量は、普段よりも多いでしょうし、必然的に音量、ボリュームも大きくなります。だけど、そのときに吐出しているものは、口からの空気だけではなく、全身体の前面から前方に向かって運動する呼吸意識としての吐く意識＝呼息意識なのです。

たとえば「ちょっと待て」といって、手のひらを相手に向けたとしたら、実際に手で相手を突き飛ばさなくても、手のひらからも相手に向かって息が出て、それで相手を吹き飛ばすような気持ちが込められているはずです。

また、グッと一歩前に出ながら抗議するようなときは、胸や腹といった全身から、じつは呼息が行われているのです。これが呼息意識で、日常生活や仕事の場面でじつに多く使われているのがわかるでしょう。

こうしたことが実際にあって、これが「モーション」の基本的な実例です。

この後者の例は、まさに人間関係に直結した話でしたが、呼吸と人間関係を詳細に観察していくと、相手と親和したい、打ち解けあいたいというときは先述の全身のさまざまなパーツから息を吸う呼吸、しかもただ吸うだけでなく、その対象となる人の存在全体を吸うような呼吸意識＝吸息意識を使うと、たいへん大きな成果が得られます。

たとえば握手をするようなときに、手のひらから前腕の上部にかけて、さらに上腕の前部から肩の前、そして胸の一部、場合によっては顔も使って、そこを相手に近づけながら、相手の手のひらや腕、さらには相手の全身を吸息するような呼吸意識を使うということです。

これが前述の「吸引」です。

親しくない相手、初対面の人に

ここで肝心なことは、自分の身体をまったく動かさなくても、呼吸意識は運動させることができるということです。

とはいえ、より相手と親和したいといったときには、自分から自分の身体の一部、あるいは全身を相手の方向に動かしながら、そして同時に吸息すると効果が増します。

心理学的に考えてみても、相手と打ち解けたいときには、当然近寄る必要があります。打ち解けるというのは、お互いに近寄ることを許すことともいい換えられます。

しかし、近寄るということは打ち解けるための必要な条件であると同時に、相手を圧迫したり攻撃したりするための必要条件でもあるわけです。

社会心理学では、こうした相手との間合いを「個体距離」といい、親しくない相手にこの個体距離に侵入されると強いストレスを感じることがわかっています。したがって、せっかく打ち解けるつもりで近づいても、相手が親しみを感じない場合は、不快感が生じ、緊張状態になってしまう。最悪、うっかり相手に近づいて、打ち解けられないと、相手が攻撃をしに来たと認知されてしまうことすらありえるわけです。

だからこそ、欧米人は相手に近づくときに、大げさに腕を広げ、握手をするために手を差しだして、自分は凶器（きょうき）になるようなものは何ひとつ持っていないということをアピールし敵意を抱かれないようにしているのです。そうして安全を確認するのが習慣、マナーになっているのでしょう。

一方、我々日本人には握手の習慣はあまりありませんが、じつはお辞儀が握手に代わる役割を果たしています。相手に向かってお辞儀をするということは、相手から目線を外すことになりますし、当然攻撃姿勢はとれなくなります。

これも、これからあなたに近づきますが、これは攻撃、緊張状態ではなく、平和かつ親和的な態度なんですよ、という状態をつくりだす、先人の知恵だったのです。

このことをさらに呼吸意識の視点からよく見ていくと、相手に近づきながら、握手をするときに、相手に打ち解けるのが上手な人ほど的確な呼吸意識を使っているのがよくわかります。具体的には、手のひらで吸息しながら、前方の空間や、相手の手や、相手の存在を吸いこむようにしながら、手を出していくということです。もしくは吸いこむ方向に手を出していく。

そうすると、じつに抵抗感なくスーッと自然に手が出ていきます。まるで何か前方に存在するものとものすごく馴染むように、親和するように、打ち解けて一体になるような、そういう意識状態になるのです。そして、自分が抵抗感なく、親しみを感じているとしたら、その感じは必ず相手にも伝わります。

人間というのはそれだけ相手の身体意識、狭く見てもこの呼吸意識の状態を、驚くほど敏感に潜在意識で感じ取っているのです。握手のときに手のひらでそれを理解するのが、いちばんわかりやすいはずです。

でもそれは握手だけではなく、相手に向かってスタスタと近づいていくときに、顔、胸、腹と、全身で前の空間、そして相手の存在というものを、ちょうど吸いこむようにして近寄ってみるとものすごく抵抗感が少なくなります。

とくに初対面の人に近づいていくときは、誰もが緊張感が高まりますが、そうしたときにこの吸息意識を身体前面で運用する呼吸法を使うと、お互いの間の緊張感がスーッと軽減し、一気に相手と打ち解けられる、そうした気持ちになれるのです。

これがモーションの「吸引」です。

人間にはイマジネーションの力がありますので、これを先ほど紹介した「リバース」と同じように、これから会う人物、とくになかなか緊張する苦手な人と会う場合、事前にその相手を想像して、その人を吸いこむように、吸いこむように努力してみてください。

やり方としては、まずただイスに座って、吸いこむように、吸いこむように、努力します。と同時に、少しシミュレーションしてみるとなお効果的です。立ちあがって2〜3歩近づいて、「おはようございます」あるいは「よろしくお願いします」と挨拶をする前に、吸息する練習を数回やってみるわけです。

これはまさに相手に近づきながら、お辞儀をしながら吸息していく、典型的な「吸引」になります。こうしたリハーサルをして、本番の面談に向かえば、いつもは緊張する相手でも、かなり打ち解けて突っこんだ話しあいに持っていきやすくなること請け合いです。

抵抗勢力がいる場合

一方、もうひとつの呼吸法「モーション」「呼押」はどう使えばいいのか。これは先述のとおり、ほとんど戦闘状態に近いような、「呼押」の最たる例から紹介しましょう。

これは相手が語気鋭く自分に迫ってきて、のしかかってくるようなシーンを思い浮かべてください。このときうっかり手を出して、その手が相手にあたり、そのはずみで相手がもんどりうって引っくり返ってケガをしてしまった……なんてことになると、相手に非があったとしても過剰防衛だといわれかねません。

そうしたピンチに陥る前に、「呼押」を活かせるチャンスはいくらでもあります。

「呼押」というのは、圧迫的な効果をもたらす呼吸法です。それが必要な場面があったとしたら、遠慮なく「呼押」を使えばいいのです。

たとえば、なんらかのかたちの抵抗勢力が存在しているような会議などで、自分に同調している人たちが、抵抗勢力たちに気持ちの上でかなり押されて、弱々しい態度でしか発言することができず、最後に自分の意見を発表することになったとしましょう。

そうしたときに、自分の意見というのが、全体を救うための意見として、絶対にその存在を主張しなければならず、とにかくその場で大多数の支持が得られるところまではいかないにせよ、非常に重たい意見として出席者全員の頭と心に、印象深く残らなければならないという場面に立たされたとします。そうでないと大事な意見がかき消されてしまうようなときこそ、まさに「呼押」を使う好機です。

こうした場面では、ひとことでいえば非常に勇気が必要になります。しかし、勇気がいるからといって、勇気を振り絞(しぼ)ってみたところで、振り絞った勇気などというのは、じつはさしたる効力もなくかき消されてしまうというのが、厳しい現実だったりするわけです。

だからこそ、身体に溜めた息をタイミングよく、方向性よく使って、その抵抗勢力に向かって「呼押」を使うべきなのです。

そのとき、なにも会議室の中で5メートルも10メートルも歩く必要はありません。机やイスがあって、歩いて迫りたくても歩けないようなときは、5センチでも10センチでもいいので身を乗りだして、顔や胸や腹や肩、すなわち身体の前面を押しだしながら、しゃべる言葉と一緒に、意識としての呼息＝呼息意識を全面的に相手に向けて発射すればいいのです。

そうすると、相手の頭と心と身体に残る、強烈なメッセージを送りつけることができるのです。

「なるほど。でも『吸引』ならともかく、『呼押』は自分のビジネスパーソン人生では、それほどお世話になる機会はないかも……」と思われるかもしれません。

ところが、どこで何があるのかわからないのが人生です。

私が当事者になった民事裁判の例

ここで、私自身が思わぬかたちで「呼押」を最大限活用した例をひとつ紹介しておきましょう。

それは私が当事者になった民事裁判の話です。あるとき、私は非常に欲深い、金の亡者のような人物に訴えられてしまいました。しかし、当方にはまったく落ち度がなく、どこからどうみてもやましいところはありませんし、相手の申し立てがあまりにも理路が通っておらず、ひどい言いがかり以外何ものでもないので、楽観視し、必要な対応はしつつも、実務は弁護士にまかせっきりにしていたのです。

でも、それが間違いの元でした。なにせ、相手はどこにも落ち度がない私から、数千万円単位の賠償額をむしり取ろうという人物で、過去にもさまざまな人物や組織を相手取って、同じような訴訟を起こし、甘い汁を吸ってきたいわばその道のプロだったのです。それだけに手練手管にたけていたわけです。

私には「正しいものは正しい」「正しいものは必ず認められる」という信念があったので、ある意味、日本の司法制度を信頼しきっていたのですが、気がついてみるといつの間にか形勢が劣勢に。「無理が通れば道理引っこむ」の典型で、裁判官はすっかり丸めこまれて、一度当事者本人を尋問したいということで、私にも出廷要請が届いたのです。

それではじめて法廷に出頭してみたところ、驚いたことに白いものが黒になり、その時点で裁判官の心証はほぼ１００パーセント相手が白で、私のほうが黒になってしまっていたのです。

相手は私より年輩で、田舎の非常に純朴な無学な年寄りのふりをして、その年寄りが、近代的に武装されたバリバリの企業経営者＝私に、好きなようにやられてしまったというシナリオが、まるで真実のように出来あがってしまっていたのです。

ですから、私が何を答弁しても、その図式に当てはめこんで解釈されてしまうので、発言すればするほど、私が悪人に映るような心証形成が出来あがってしまっていたのです。

これにはさすがの私も参りました。その日で結審するわけではないので、私も退廷し、帰宅後じっくり考えてみると、このままでは裁判に負けることが、はっきり確信できたのです。

そこで方針を転換し、弁護士まかせにするのをやめて、以後の裁判のすべてに出廷。呼吸法の「ベース」を当然十分やりこんで、さらに「吸引」と「呼押」を巧(たく)みに使い分けて、まず「吸引」を駆使して裁判官にこちらの言い分をよく聞いてもらう。そして、相手側の弁護士にも「吸引」を使って、自分の味方になるように調整していったのです。

ここで肝心なのは裁判だからといって、敵対する相手の弁護士や、裁判官にやたらと「呼押」を使わなかった点です。

私が裁判所に乗りこんでいった時点で、この裁判の風向きは完全に相手側有利の展開でしたから、そこで下手に「呼押」を駆使すると、「やっぱりこいつは、傍若無人(ぼうじゃくぶじん)な奴だ」と印象づけることになりかねなかったからです。

だから私は「吸引」を多用し、一方で要所要所では「呼押」を使って、「それは絶対にありません」「いくらなんでも無礼でしょう」といった具合にぴしゃりと押さえて、こちらの言い分を通し、それ以外のときはきわめて紳士的な態度で、裁判官や先方の話も親和的に聞き、事実や事態もきちんと受け止める姿勢をアピールし、最終的には裁判官の心証を逆転させて、原告敗訴、つまり私側の主張が認められたかたちで判決がいい渡されたのです。

何かの参考になりましたら幸いです。

しゃべりながら「吸引」が使えるようになると

さて、最後に「吸引」についてもう一点だけ説明を加えておきましょう。

「吸引」で、本当に息を吸い続けてしまうと、当たり前ですがしゃべれなくなってしまうので注意してください。しゃべるというのは息を吐くことでもあるので、「呼押」ならしゃべることと呼吸がぴったり呼応します。

ところがしゃべりながら息を吸おうとしても、吸息しながらしゃべるのは通常では不可能なことなので、しゃべりながらの「吸引」は少しむずかしい方法になります。

したがって、しゃべりながら「吸引」を利用する際は、実体としての呼吸は呼息になりつつ、意識としての呼吸は実体の息とは逆に、吸いこむつもりでしゃべるのがコツです。つまり呼息しつつ吸息意識を運用するということです。慣れないうちは少々むずかしいかもしれませんが、練習すればどなたでも使いこなせるようになります。

しゃべりながら「吸引」が使えるようになると、必然的に声のトーンなどもやさしくなり、柔らかく、相手に受け入れられやすいしゃべり方になってきます。

相手に話を聞いてもらえるうまい話者、心が打ち解けあう、意見もよく聞いてもらえるような話者というのは、例外なく「吸引」がうまい人物です。

「レーザー」――注意したり、叱ったりするとき

次に「リバース」と非常によく似ている線状の身体意識で、やはり人間関係にきわめて重要な働きをする「レーザー」というものについて語っておきます。

前述のとおり「リバース」は放物線状の身体意識でしたが、この「レーザー」はその名称からもすでにイメージできるでしょうが、直線的な身体意識の構造です。そしてこの「レーザー」も自分と相手となる人物の間を繋（つな）ぎ通す身体意識です。

「リバース」が相手と馴染んだり、親和したり、打ち解けあったり、交流がよりしやすくなったりといった作用をする身体意識だったのに対し、**レーザーは相手との関係を、よりのっぴきならない関係、ぶれない関係、よりお互いに真剣になる関係づくりに役立つ身体意識です。**

そのために「レーザー」は、ときに攻撃しあうような関係になったり、自分から相手に対し一方的に出ている場合は、相手を問い詰めたり、追い詰めたりするような関係をも生みだします。

この「レーザー」も、赤ちゃんの発達の研究からリサーチされた身体意識です。

すでに説明したとおり、子育ての上手なお父さん、お母さんは、離乳食の段階は人間関係のいちばん基本である「リバース」を多用して、その「リバース」を赤ちゃんの中に育ててあげます。

そして赤ちゃんが成長し、自ら立って、歩いて、いたずらをするような段階になってくると、危ないものは危ない、危険、といったことを、叱ったり、注意したりして躾けていく段階に入っていきます。

そのときに「レーザー」が使われるのです。

それまでは、すべてにおいて「リバース」を使って赤ちゃんとコミュニケーションをとっていたお父さん、お母さんも、「レーザー」を使って、「ダメ！」とか「危ない」「違うでしょ」といった具合に叫んだり叱正したりするようになるわけです。

そのときに、放物線状の意識で「ダメでしょ～」「あぶないよ～」「違うよ～」という注意の仕方をする親はきわめて稀ではないでしょうか。

ちなみにかつて、その例外的な親御さんが、私のリサーチの中に若干名おりました。その親子がその後どうなったかというと、子どもが成長するにつれ、親を完全に舐めるようになりました。そして両親はその段階になって困惑し、いうことを聞かせられないものだから、叱るのではなく怒りだしてしまうのです。

でもその怒りが子どもにうまく教えとして入っていくことはありませんでした。それはなぜかというと、その両親には「レーザー」が乏しかったからです。一方、子どもは子どもで「レーザー」を受け止める能力が育っていなかったことも、もうひとつの大きな原因だといえます。

ここで「レーザー」を受け止める能力という話をしましたが、たとえば、叱る、あるいは教えたり指導したりする親や大人が「レーザー」を子どもに向けて発射したとします。それがより効き目を発揮するためには、子どもがちゃんと親や大人のほうを向いて、自分も親や大人に向かって「レーザー」を発射することが重要なのです。そうすると、のっぴきならない関係が出来あがるのです。つまり、そこにぶれない関係性が構築されるというわけです。

こうした関係が出来あがると、大人のほうも、本当に伝えるべき内容を、相手の中心、子どもの中心に向かって語らなければならない関係になり、と同時に語りやすくもなるのです。

一方、子どもは、大人が語りかけてくることに対し、ごまかさずに、外さないで、斜に構えて斜めにずらしたりしないで受け止めるようになってくるのです。

というわけで、「レーザー」をうまく育てられた子どもは、このように相手を叱ったり、諭したり、またそうでない場合でも、「ここは一番、ビシッと伝えなければならないな」というときには、「レーザー」を使って相手の核心をついて物事を伝えられるようになるのです。

また反対に、「ここは聞かなきゃいけないな」というシチュエーションでは、自分から「レーザー」を向けたり、あるいは相手が向けた「レーザー」にサッと素早く反応し、相手の目にきちんと目線を向けて、「わかりました。では本当の話を聞かせてください」といった意識状態になれるのです。

上司や先輩にひとこと、「リバース」と「レーザー」を

たいへん残念ながら、皆さんも日々感じておられることでしょうが、今日の青少年たちの状況というのは、こうした点で悲惨なものがあって、親和的になることもできなければ、のっぴきならない関係になることもできず、どちらにもなれないという傾向が強まっています。

これは赤ちゃんのときからの家庭での育て方に、大いに問題があったからだといわざるをえません。さらには、学校における先生と生徒の関係、生徒と生徒の関係ということにおいても、たいへん問題の多い状況に晒(さら)されているということです。

それは結局、「リバース」や「レーザー」が育成される環境がないということに尽きるわけです。

もちろん、家族や学校での人間関係だけが問題なのではなく、テレビやＤＶＤ、ゲームやパソコンなどに浸(ひた)りきっている育ち方も、大きな影響を及ぼしたのは疑うまでもありません。そしていま現在、企業に就職した若い人たちが人間関係をうまく築くことができずにいる状況に対し、上司や先輩も大いに頭を悩ませていますし、若い人たち自身も困惑しています。このような問題を引き起こしてしまったことの大いなる背景、あるいはメカニズムは、じつはこういうところにあったのです。

こうした現状に直面している、上司や先輩は、若い世代とどう向きあえばいいのか。これはチンパンジーやゴリラの研究でも実証されてきたことなのですが、コミュニケーション能力が低い、あるいはコミュニケーションを警戒している相手と良好な関係を築いていくためには、まず自分自身がゆるむことがなにより肝心です。

つまり、本書の第2章で語ったように、疲労を溜めて、脳や、身体や、心がカチカチになっているような状態ではダメだということです。

なにはさておき、上司や先輩たちが「ケアサイズ」をフル活用し、脳・神経系、心臓・循環器系、腰・脊椎(せきつい)系の疲労を十分解消し、脳から、心から、身体から、ゆるんで柔らかい、疲労のない、いい状態になるのが第一です。

そうすると、上司や先輩たちが、柔らかくて不安を持たない存在になるのです。

ただ、企業の現場に目をやると、上司や先輩の存在自体が、そもそもたいへんな疲労を溜めていて、それが原因で身心ともに硬縮し、能力が低下しているにもかかわらず、頑張り続けているのが現状です。それでも上司や先輩たち本人の主観としては、「いやオレは普通だよ」「どこも悪いところはないよ」「一応健康だよ」という状態かもしれませんが、客観的に見れば非常に硬く縮こまっていて、新入社員から見ると、とても安心できない、不安を生みだす存在なのです。

当然、新入社員からすると、「リバース」も「レーザー」もできていないので、取りつく島がなく、不安ばかりが募(つの)ってきて、どうしようもないわけです。

にもかかわらず、そんな「リバース」や「レーザー」がうまく使えない上司や先輩たちが、仕事を命令したり、教育しようとしたりするわけですから、はじめからうまくいくはずがありません。

だから何よりもまず、上司や先輩たちが身心をゆるませておくことが肝心なのです。

上司や先輩たちが、きれいさっぱりと疲労が抜けていて、最高潮の状態、つまりゆるんでいて、相手にストレスを感じさせない、不安を与えないようないい状態で、まずは上手にゆったり「リバース」をかけてあげてみてください。

そうすると、新入社員はフッと安心して、話を聞きやすい状態になれるわけです。そこに相手をうまく乗せてあげれば、自分の口からも自然に的確な言葉が出るようになります。

それでも、「リバース」「レーザー」不足で育った新入社員たちは、芯（しん）まで響いて、行動する力も育っていないので、上司や先輩がそこまでリードしてあげたとしても、すぐに上手にできることはないでしょう。

そのうまくいかなかったときに、上司や先輩には、それを許容できるゆとりがないといけません。その上で、「ここはピタッといわなきゃならない」といったときには、本当に軽く「レーザー」をパッと使いながら、核心を的確について指導するのがポイントです。

そうするとそれがひとつの単位、要素となって、パチンと新入社員の心の中に入るわけです。

そうしないで、最初から、あれも大事、これも重要と、次々に仕事を教えようとすると、もうダメです。相手は脆（もろ）くも崩（くず）れていって、逃げだしてしまったり、そっぽを向くようになってしまいます。

共感できる関係をつくる

人間がなぜ「リバース」と「レーザー」を育てることができるかというと、そもそも人間の深層心理の中に、もともとこうした情報が存在していたからだと、私は考えています。人間の歴史を遡（さかのぼ）ってみると、霊長類に進化を遂げ、数百万年前には、石などの道具や果物などの食料を、仲間にパスできるようになり、同時にそれを受け取れるようにもなりました。

そのように自分の味方に何かをパスするときはより放物線を描くように投げたはずですし、一方で狩りに行って動物や鳥を仕留めようとするときは、石器や槍（やり）、矢などをより直線的に投げ、「リバース」と「レーザー」をその頃から使い分けていたはずです。

それを人類は太古から繰り返して今日を迎えているので、「リバース」と「レーザー」は本来誰にとっても、身近な意識だったに違いありません。

また人類がなぜ、そうした放物線状の投げ方と、直線状の投げ方を使い分けてきたかというと、それは物理学的な背景があるわけです。

つまり同じモノでも、放物線状に投げれば安全ですし、直線状に投げれば危険だからです。たとえば柔らかい果物だって、放物線状に投げれば傷みませんが、直線状に投げれば傷みますし、破壊されることだってありえます。

こうした物理学事実が背景にあって、こういう深層心理が人類の中で形成されていったのだと、私は考えています。

それを現代を生きる我々も受け継いでいて、もしかするとＤＮＡの中にもそれは保存されるようになっているかもしれませんし、脳の中にそうした機能を担当する部分がつくられるようになっている可能性も考えられます。

したがって、あまり「リバース」や「レーザー」が育てられていない若い世代でも、こちらが上手に「リバース」や「レーザー」を仕向けてあげれば、感度の良し悪しは別として、応じてくることができるのです。

私はかつて、高校をドロップアウトしたような若者の集団を指導したことが何度かあるのですが、そうしたときに「リバース」と「レーザー」を積極的に使うことで、抜群の効果を上げることができました。

それは普段からそうした青少年に接しているような、彼らの指導や更生の専門家たちも思わず舌を巻くほどの成果で、彼らからは「失礼ですが、普段からこうした子どもたちを相手にしているわけではないですよね？　どうして初対面だったのに、いきなり子どもたちを引きつけて、しかも彼らにとっては耳の痛いようなことも遠慮なく話して、さらには彼らが『そうだよな～』といった具合に納得してしまうのはなぜなんですか」とかなり真剣に訊かれたものです。

それはもう、本章で説明してきた、疲労のないゆるんだ身心プラス「リバース」と「レーザー」の使い方に尽きるのです。

この「リバース」と「レーザー」を持っていると、やはり人間としての基本的な共感というものが、お互いに持ちやすくなれます。

だから私の主観としては、高校をドロップアウトしたような青年たちに、「共感できる」ようになっただけです。

しかし、それをメカニズム的に解説すると、全面的に疲労がないゆるんだ身体と、呼吸法「ベース」の能力に支えられながら、この「リバース」と「レーザー」が使える自分がいる、ということなのです。

ここがじつにおもしろいところで、主観的にいえば、ドロップアウトしたような子どもたちも好きなのです。私が彼らのことを好きになれるので、彼らもまた私のことを好きになれるのです。

私は体格にも恵まれていますし、幼少の頃から武術の修行に打ちこみ、その道も極(きわ)めているので、おそらく彼らの目にも最初は「怖そうなオッサンだな～」という具合に映ったことでしょう。

しかし、接しているうちに「笑顔が素敵」とまでいわれるようになりました。もっとも、中には「笑顔が不気味」という子どももいましたが、そんな子どもでも「不気味」といいつつ、彼らから「リバース」を私に送ってくるのです。

とくに、一通り話が終わったあとの自由時間になると、彼らと時間の許す限り雑談をしたものなのですが、雑談をしはじめると男子も女子も寄ってきて、女子たちが「笑顔が素敵ですね」なんていいだすと、男子が「いや、素敵というより不気味でしょ」などといってくるわけです。

でもこのとき男子も女子も「リバース」をかけながら、私に話しかけてくるのです。それがとても大事なことなのではないでしょうか。

こちら側が彼らに受け入れられやすい外面的な条件や要素を備えていなくても、やはり深いところにある身体性や心や身体意識が備わっていると、共感してもらえるし、こちらも共感できるのです。

●レーザー「レーザー（直線）」（図23）

①下丹田の中心を右手の中指で押す。一方、背中側から仙骨（せんこつ）（骨盤の中央にある逆三角形の骨）の位置を空いている左手の親指で押し、中指と親指の間にライン状に意識を通す。

②指と指の間にライン状の意識ができたら、次にその意識を右手の人差し指を使って前方へと導く。そのラインが十分に意識できたら、それを目標とする人物や物などの対象に向けてその中心を的をはずさず、深く指すように意識する。

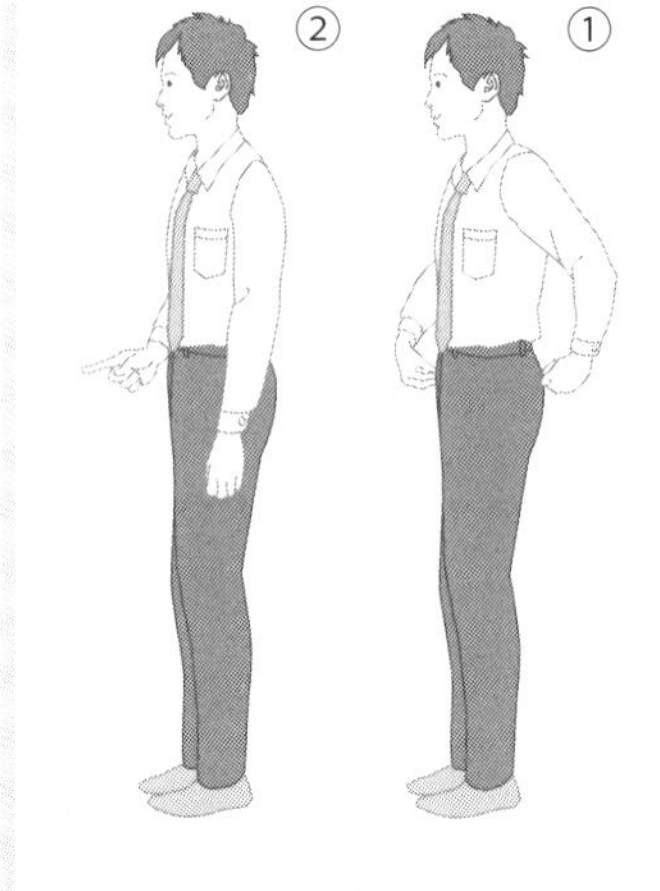

図23　レーザー

ここで紹介した「レーザー」は、先の結婚承諾ミッションを抱えて渡英した青年の「リバース」＋「モーション」のように他の呼吸法や身体意識とオーバーラップさせて使用することも可能です。

いまの例でいえば、私がドロップアウトした若者たちのところに向かったときは、当然「モーション」だって併用していたわけです。

しかし、何かと何かを重ねて利用するのは、それだけ難易度が高まりますので、「リバース」だけでも、相手と親和的になれる武器としては十分な力があることを、ここで強調しておきます。

第6章　自分力を伸ばし本番に強くなる呼吸法

仕事に必要な3つの能力

人間のパフォーマンスにはじつに多彩なものがありますが、仕事に必要な能力というのは、大きく3つに分けられます。

ひとつは知的な能力。2つ目は「情」です。皆さんもご存じかもしれませんが、ヒット商品、ロングセラーといった素晴らしい製品をつくりだした商品開発者たちは、「大事なことは、その商品がいかに情を持っているかなんです」とか、「パッションがどれだけ込められているか」といったことをよく口にします。

それを聞いて、私は「なるほどな～」と素直に共感してしまいました。というのも、やはり人が購入行動を起こすときは、その商品を前にして、その商品を買う自分、持ち帰った自分、それを使っている自分が勝手に浮かびます。

たとえばクルマを購入する場合、自宅のガレージにそのクルマが止まっている光景や、そのクルマに乗って近所を走っている光景、あるいは高速道路を走っていたり、どこかきれいな景色の中を走っている自分が想像され、その光景が頭の中に浮かんだだけで、胸の中がなんだか熱くなるような感じがしたら、契約書にサインをするのは時間の問題だったりします。

これは、先ほど「丹田（たんでん）」には、「上丹田」「中丹田」「下丹田」の「三丹田」があるというお話をしましたが、そのうちの胸に形成される「中丹田」が刺激され、活動をはじめた状態です。そうすると、人は「これが欲しい」「買いたい」という気持ちになり、それが抑えられなくなってきます。

ものを買うことは、自分の可処分所得（かしょぶん）を失うことでもあり、他の何かを購入するチャンスが減ってしまうので、大きな買い物であればあるほど、たいへん大きな決断が必要になります。

その決断を下すのは、じつは知恵だけではなく、そこに「情」が加わる必要があるのです。

こうした「知」と「情」に続く、能力のカギを握る３番目の要素は「意」、つまり意志力です。心の安定とか、冷静さとか、平常心といった、何があっても冷静でいられる精神力のことです。

まとめると、知恵、知識、理知、集中力、洞察力といったものが、ひとつのジャンルに入るので、これらの性質を持った能力は「知」とします。

それから「情熱」や「愛情」「勇気」「やる気」「闘志」などは、「情」のジャンルにまとめます。

最後に「意志力」「確固不抜の精神力」「不動心」「心の安定」などは、「意」とします。

これらは古来、洋の東西を問わず、人間の能力、さらには人間の存在を規定している３つの要素として確立していて、一般的にも「知・情・意」として認知されているのは、皆さんもご存じのことでしょう。

「知・情・意」を自在にコントロールしながら高める

さてこの3つを高め、持っているそれぞれの能力を活性化させる呼吸法が、すでに私の研究によって完成しているのです。

「これほど本質的なことを、呼吸法で高める方法があるの？」と、驚かれるのも無理がないかもしれませんが、それを可能にしてしまうのも、また呼吸法の大きな効能のひとつなのです。

呼吸法の歴史は非常に古く、さまざまなすぐれた人物たちが呼吸法によって自分を鍛えてきた実績があるわけです。

各年代、各地域で、それぞれ国家や社会で枢要な仕事をしたり、歴史や国境を越えて他人に影響を与えるような人物たちは、当然非常に優秀な人物であり、彼らは優秀であるがゆえに、自分の足りないところを自己認識し、さらに得意なものももっと伸ばさないと、もっと大きな仕事ができないことを痛感している人が多かったので、自己開発法、数ある能力開発法の中でも、本当に地味なコツコツと内面と向きあって、自分自身を高めていく方法を好む傾向があるのです。

そんな彼らが目をつけたのが呼吸法というトレーニング方法だったのです。もっとも、歴史的な偉人たちが取り組んだ呼吸法は、時代的には非常に直観的な段階のものだったと考えられますが、そうした呼吸法が能力開発に役立つということが理解され、あるいはいわれ、伝達された結果、今日に至ったという経緯があります。

その歴史の中で、「知・情・意」を自由自在にコントロールしながら、高めていくということが、いろいろと試みられてきたわけです。しかし、科学的にそれを整理して、３つそれぞれの能力を３次元の論理構造の中で位置づけて、方法をそれに合わせて開発して、運用してきたというところまでは、なかなか至らないまま20世紀を迎えてしまっていたのです。

しかし、私は長い間の研究によって、「知・情・意」という３つの方向の精神力を、３次元のマトリクスの中に位置づけて、それらがそれぞれまったく別の次元のファクターとして、個別にその強弱がどの段階にあるかという位置づけによって、それぞれの度数から生まれる、３つのファクターのトータルで、その人物のその時期、その瞬間、あるいは人生を通しての平均値のようなことが、その人の仕事を含めた能力の根底になっていることを突き止めたのです。

その３次元の構造図を利用しながら、自分の「知・情・意」という広い意味での精神力、これを「精神三力」と名づけていますが、その「精神三力」の度数の変化を観察することで、自分がどういう精神状況なのかを客観的に観察し、マトリクスの中で位置づけながら、呼吸法によって「知・情・意」をコントロールしていく方法を、歴史上はじめて開発、確立することに成功しましたので、その方法をこれから紹介していきます。

ベストな自己開発の方法

ちなみに、たとえば「知」という分野について申しあげておきますと、当然知識は「呼吸法」で増やすことはできません。したがって、知識を習得せずに、いくらこの「知」の領域能力を高める呼吸法に取り組んでも、知識が豊かになる効果はありません。

呼吸法は、すでに持っている知識を最大活用できるような自分になっていく効果があり、それが重要な部分なのです。

というわけで、英語を使えない人が、「英語ができる、できないというのは、日本人にとって『知』の領域だよな。よし、だったら『知』を高める呼吸法を、一所懸命やってみよう」と努力しても、呼吸法だけでは英語ができるようになることはありえません。

やはり、英語ができるようになるには、英語をきちんと勉強する必要があるわけです。ただし、英語を勉強するにあたって、この呼吸法をつねに補完的な方法として行っていくと、より英語の習得が効率よく行われ、英語に対する集中力が高まることは期待できます。

もう少し一般的なことをお話ししておくと、やはり仕事における知識や技術的なノウハウといったものは、仕事をどんどんやることで増やしていくことが必要です。それに磨きをかけ、より活用力を高めるものとして、この呼吸法を位置づけていただければ、誤解がないのではないでしょうか。

「情」についても、「意」についても同じことがいえて、「情」を高める呼吸法ばかりをやっていれば、突然、会社人としてきわめて「情」のある商品開発ができるようになったり、「情」のある人間関係力ができたり、「情」のある営業ができたり、ということではなくて、それを必要とする仕事を、自分が積極的に求めていくようになること、やろうと思うことが大事です。

そうすると、その必要性が逆に自分に強く返ってきます。つまり、これまで以上に「情」が必要な状況になるわけです。そうした状態に自分を持っていきながら、この呼吸法に取り組んで、「情」の中心にある中丹田を開発していくと、非常に「情」の発達、成長が早くなります。

「意」についても同様で、心の安定が必要、不動心が必要といった場面に積極的に自分を向けていくようにすることによって、自分の中でのその必要性を高めてあげることが重要です。

必要性が高まった状態で、まさにそれを高めてくれる方法をやっていくと、それはどんどん良循環で育っていきます。これがベストな自己開発の方法でしょう。

しかし、世の中にはかなり慎重な性格をしている人がいるのも確かですし、私はそういう方にも共感が持てます。

ゆえに、そういう慎重派の人の場合、穴の中から顔を出して、いきなり「知・情・意」が必要な場面に飛びこむ前に、「精神三力」のうちで、自分が必要な能力の呼吸法を十分にやりこんで、ある程度自分自身を鍛えた上で、「知・情・意」が必要な場面に出ていくという順番をとることも、まったく問題ありません。

それは本人のもともとの性格傾向といったものに応じて調整してもらえばいいのです。

「意」を鍛える静力呼吸法

まず「意」を鍛える静力呼吸法から取り組みましょう。物事に動じない安定感を養う「下丹田呼吸法」です。「坐骨モゾモゾ座り」で体幹(たいかん)全体をゆるめながらセンターを立てましょう。

●静力呼吸法1「下丹田呼吸法」(図24)

①坐骨(ざこつ)で立ち、気持ちよくセンターが立ちあがるのを感じる。鼻吸主口呼息(びきゅうしゅこうこそく)で、胸・脇・背

中・腹・腰にゆったりと息を吸いこみ、いったん息を止める。少し間を置いてからゆったりと息を吐き切る。
②いきなり腹・腰に息を吸いこむ。
③いったん息を止めて、少し間を置く。
④できるだけ腹・腰に息を残しながら、細く長く息を吐いていく感じで、ゆったりと息を吐いていく。すべて吐き切ってしまわずに、１割残す（残気１）。②～④を３回繰り返す。

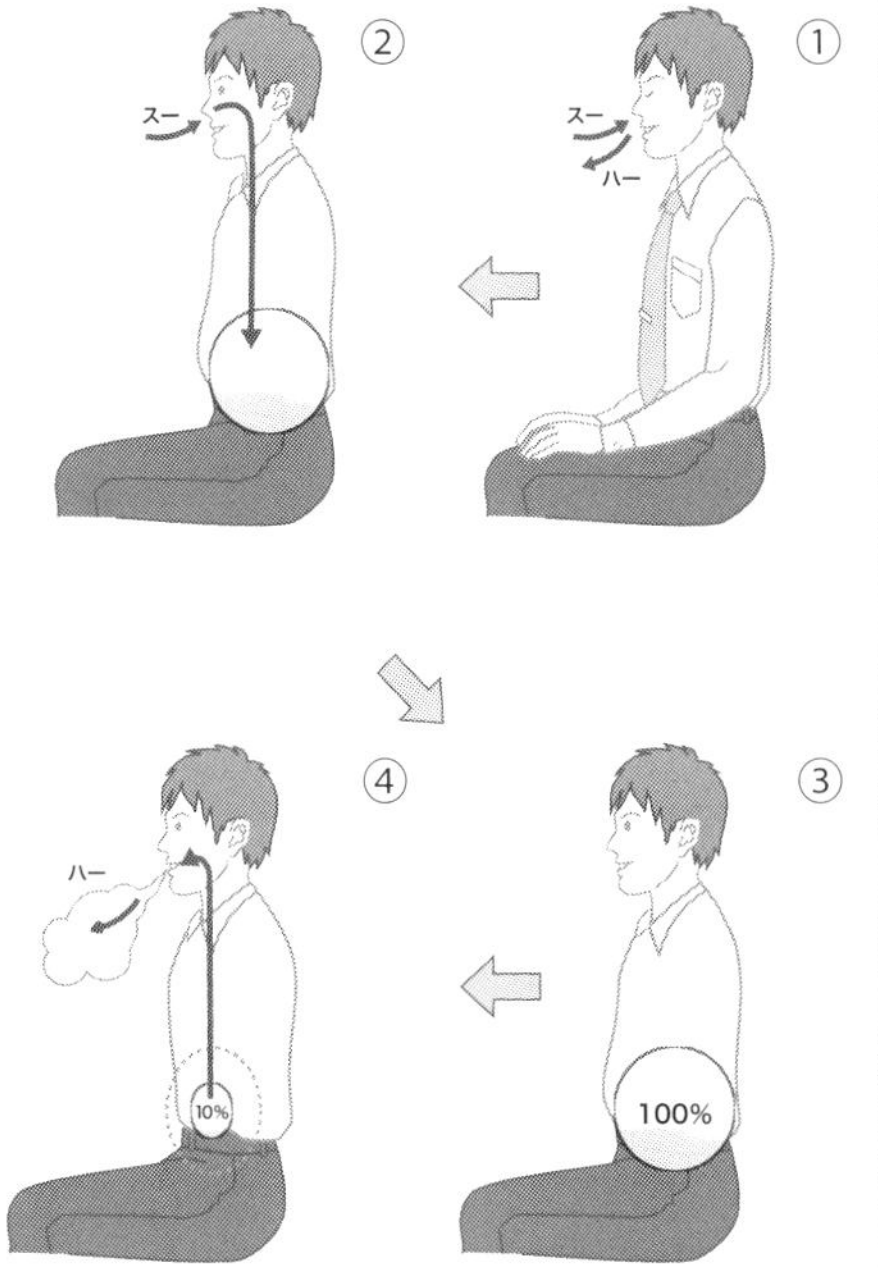

図24　静力呼吸法１「下丹田呼吸法」

次に、下丹田をさらにシャープにするために手で印をつくって、「下丹田呼吸法」を行います。下丹田をさらに強固にする「組掌印呼吸法」です。

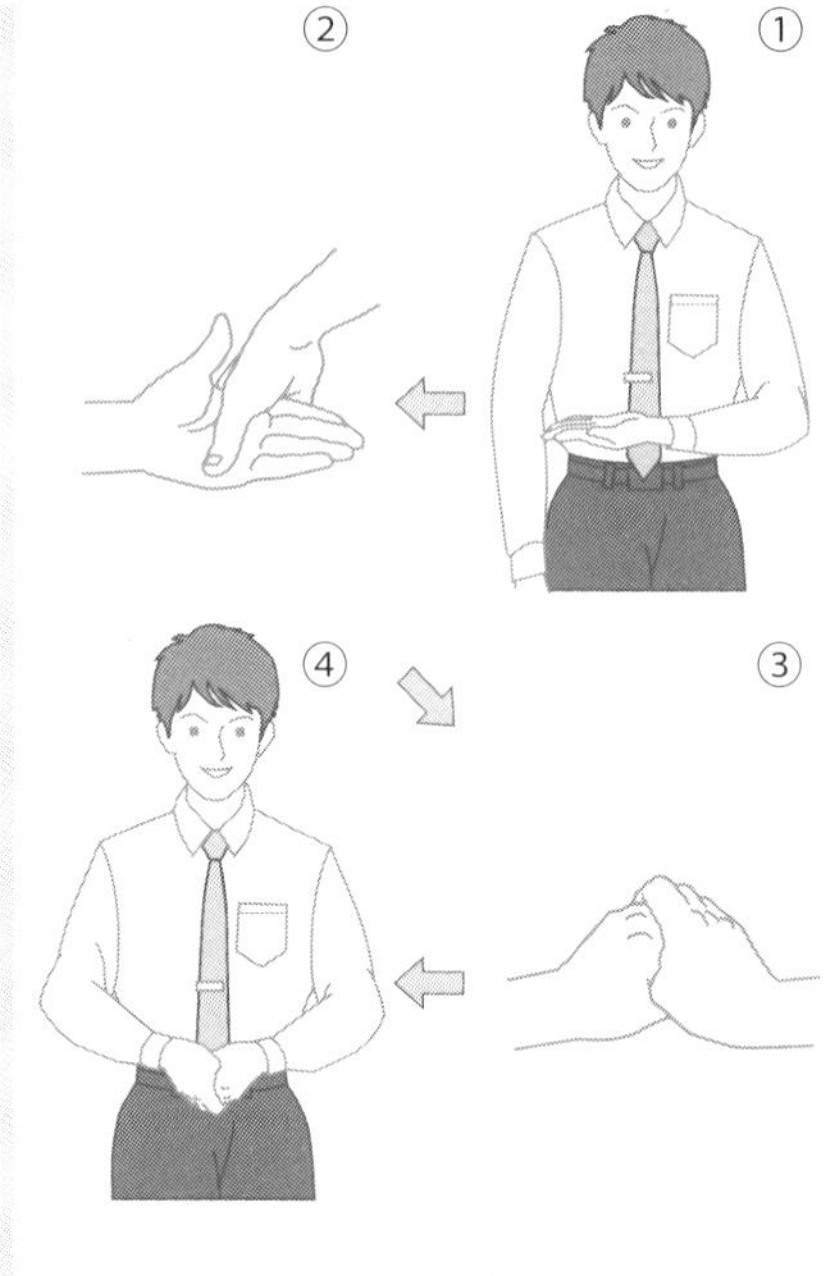

図25　静力呼吸法2「組掌印呼吸法」

まず、左手を下腹の中心につけて手のひらを上に向け、その手のひらの中心に右手の親指を置き、両手を内側にひねるようにまわしながら、両手を握りあわせます。右手の親指を左手で包みこむように握り、その左手を、さらに外側から右手の手のひらと4本の指で握っているという形になります。手には力を入れずに、やわらかく握りましょう。

この手の形を「組掌印」といいます。組掌印の握り方は、理想的な寿司のシャリのイメージです。握りが固すぎず、けれど形はしっかりしていて、口に入れるとほくほくほどけるようなイメージです。

組掌印を置く位置は、へそと恥骨の中間点、下丹田がつくられる位置です。このとき前腕も腹に添うようにしてください。印を組んだまま鼻吸主口呼息でゆっくりと下丹田呼吸法を行いましょう。下腹部の中心にズッシリとした重さが感じられるイメージで行ってください。

●静力呼吸法2「組掌印呼吸法・組掌印のつくり方」（図25）

①左手の手のひらを上に向け、指先をやや右斜め前方に向ける。
②左手の手のひらの中央に右手の親指を上から自然に置く。
③両手を内側へひねるようにまわしながら、両手を握りあわせる。右手の親指を左手で包みこむように握り、その左手を、右手の手のひらと4本の指で握る形になるようにする。
④組掌印を下腹部の中心に置き、下丹田呼吸法を行う。

「情」を鍛える熱力呼吸法

次に、「情」を鍛える熱力呼吸法を行います。全身にやる気がみなぎる「中丹田呼吸法」です。鼻吸主口呼息で、胸・脇・背中・腹・腰にゆったりと息を吸いこみ、いったん息を止め、少し間を置いたらゆったりと吐き切ります。

●熱力呼吸法1「中丹田呼吸法」（図26）

①坐骨で立ち、気持ちよくセンターが立ちあがるのを感じる。鼻吸主口呼息で胸・脇・背

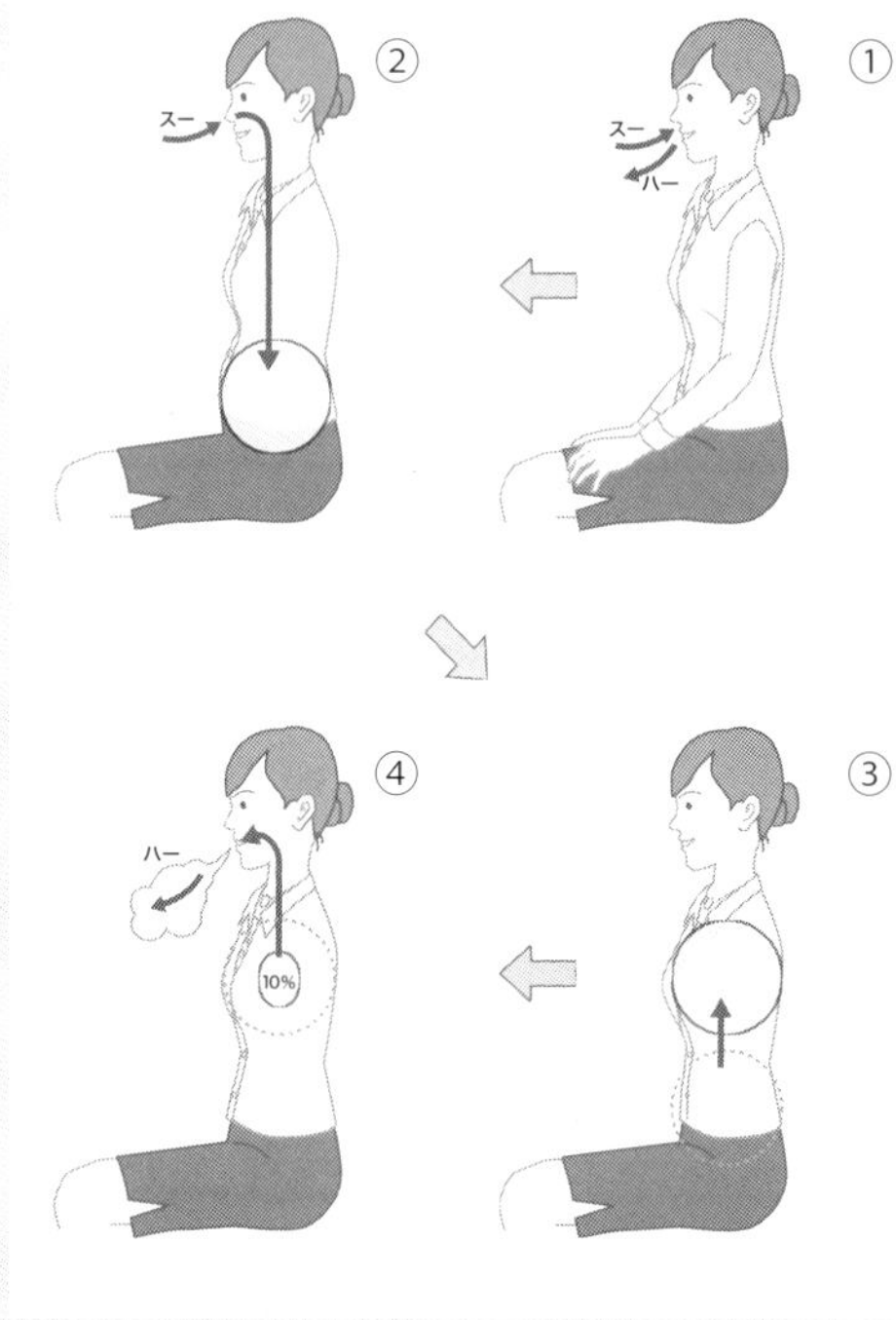

図26　熱力呼吸法1「中丹田呼吸法」

中・腹・腰にゆったりと息を吸いこみ、いったん息を止め、少し間を置いたらゆったりと吐き切る。
②いきなり腹・腰だけに息を吸いこみ、いったん息を止める。
③息を胸・脇・背中に引きあげる。
④できるだけ胸・脇・背中に息を残しながら、腹に息が下りないように注意しつつ、ゆったりと息を吐き切る。

次に熱い意欲を生みだすツボを鍛える「合指頭印促神法」を行います。まず、中丹田の中心となる位置を把握しましょう。左右の乳首を結んだ線の中間点から指の太さ1本分だけ上の位置です。

女性は次のようにして見つけてください。

胸骨のいちばん下端のへこみに片手の人差し指の先をあて、その指の上にもう片方の手の親指を除いた４本の指のつけ根を上下に揃えてのせます。のせた４本の指を動かさないようにして、先にあてていた人差し指をそのまま真上に、４本の指の上端にあてます。そこが中丹田の中心です。

中丹田の中心となる位置が確認できたら、次に左手の５本の指先をキュッとつまむように合わせます。鳥のくちばしのような感じです。この手の形を「合指頭印」といいます。この合指頭印で中丹田の中心を「トン、トン」と突きます。早すぎず、遅すぎず、適度なテンポ（1秒間に1回前後）で、トン、トン、トン、トン、トンとリズミカルに5～10回くらい、突いてください。

その後に、中丹田呼吸法を行います。

●熱力呼吸法２「合指頭印促神法」（図27）

①中丹田の位置を探す。
②左手で合指頭印をつくり、中丹田を5～10回軽く突く。
③中丹田呼吸法を行う。

今度は「五指頭印」という印をつくります。左手の手のひらを自然に上に向けます。その手のひらの上にオレンジくらいの大きさの球状のものがのっているとイメージしてください。その丸いものを、5本の指の腹でそっと支えているイメージで指を曲げます。ただし、5本の指先は、内側に閉じるのではなく、ユリの花が開くように、外に開いていくようにします。指でオレンジをそっと挟みこむような感じです。情熱を形にして胸に直接放りこむようなイメージです。この形を五指頭印といいます。この印のつくり方は少しむずかしいので、

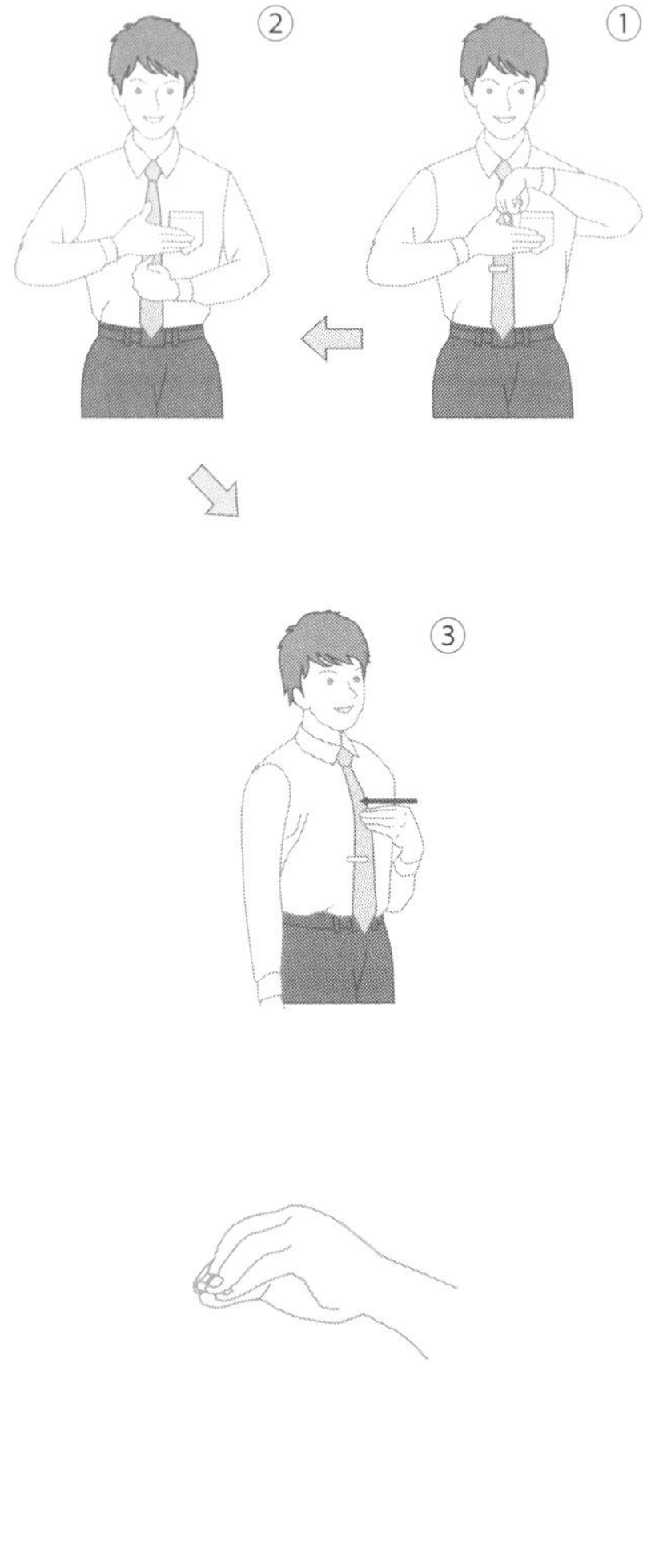

図27　熱力呼吸法2「合指頭印促神法」

最初は何か丸いものを手のひらにのせて練習するとよいでしょう。

五指頭印がうまくつくれたら、印をつくっている手のひらの中心よりもやや下側が、中丹田の中心と一致するような感じで、５本の指先で胸を突きます。このとき、五指頭印をつくっている手の中に球体が入っているとイメージしてください。

そのイメージした球体を、中丹田の位置に「ポーン」と放りこむ感じで、胸を突いてください。５～10回くらい、１秒間に１回前後のテンポで突きます。

この五指頭印促神法と先ほど紹介した合指頭印促神法は、中丹田をよりハッキリと意識するための方法です。これらを行ってから、中丹田呼吸法を行うことで、熱力がよりいっそう高まる効果が期待できます。

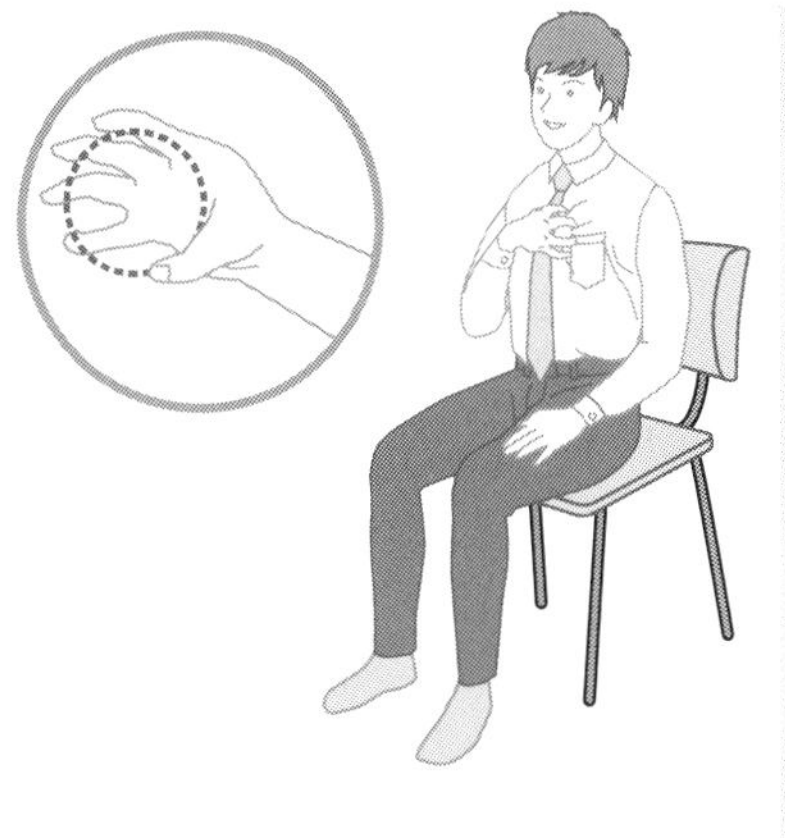

図28　熱力呼吸法３「五指頭印促神法」

●熱力呼吸法３「五指頭印促神法」（図28）

①右手で五指頭印をつくる。

②手のひらの中心よりもやや下側が中丹田の中心に当たるように、５本指の先で中丹田を５～10回

軽く突く。手の中の球体を中丹田の位置に「ポーン」と放りこむイメージで。

③中丹田呼吸法を行う。

「知」を鍛える鋭力呼吸法

仕上げは、知を鍛える「鋭力呼吸法」です。最初に「坐骨モゾモゾ座り」でセンターまわりをしっかりゆるめます。さらに、呼吸法「ベース」を行い、事前にある程度呼吸の状態をよくして、意識を集中させておきます。

呼吸法に入る前に、頭上からスーッと1本のラインが下りてきて、自分の頭の一点に入るとイメージします。頭の前後の幅を4等分したとき、前から数えて1対3になる位置を意識します。左右のちょうど中央に、上からスパーンと線が入り、だいたい目の高さまでラインが下りると意識します。

厳密ではなく、イメージするだけで結構です。このラインは、天性の気のエネルギーを導入するもので、「上丹軸（じょうたんじく）」といいます。センターが身体の中心軸なら、上丹軸は知能的な活動の中心軸で、大脳前頭前野の中心を通ります。このラインをイメージして行うのが、次にご紹介する「上丹田呼吸法」です。

鼻吸主口呼息で、腹・腰に息を吸いこみ、いったん息を止め、ゆったりと吐き切ります。

次に、いきなり腹・腰に息を吸いこみます。このとき、前頭部に上から下りてくるライン（上丹軸）を意識してください。いったん息を止めて少し間を置き、ゆったりと吐き切ります。これを3回繰り返します。その後は、整息して、身体をゆるめてください。

●鋭力呼吸法1「上丹田呼吸法」（図29）

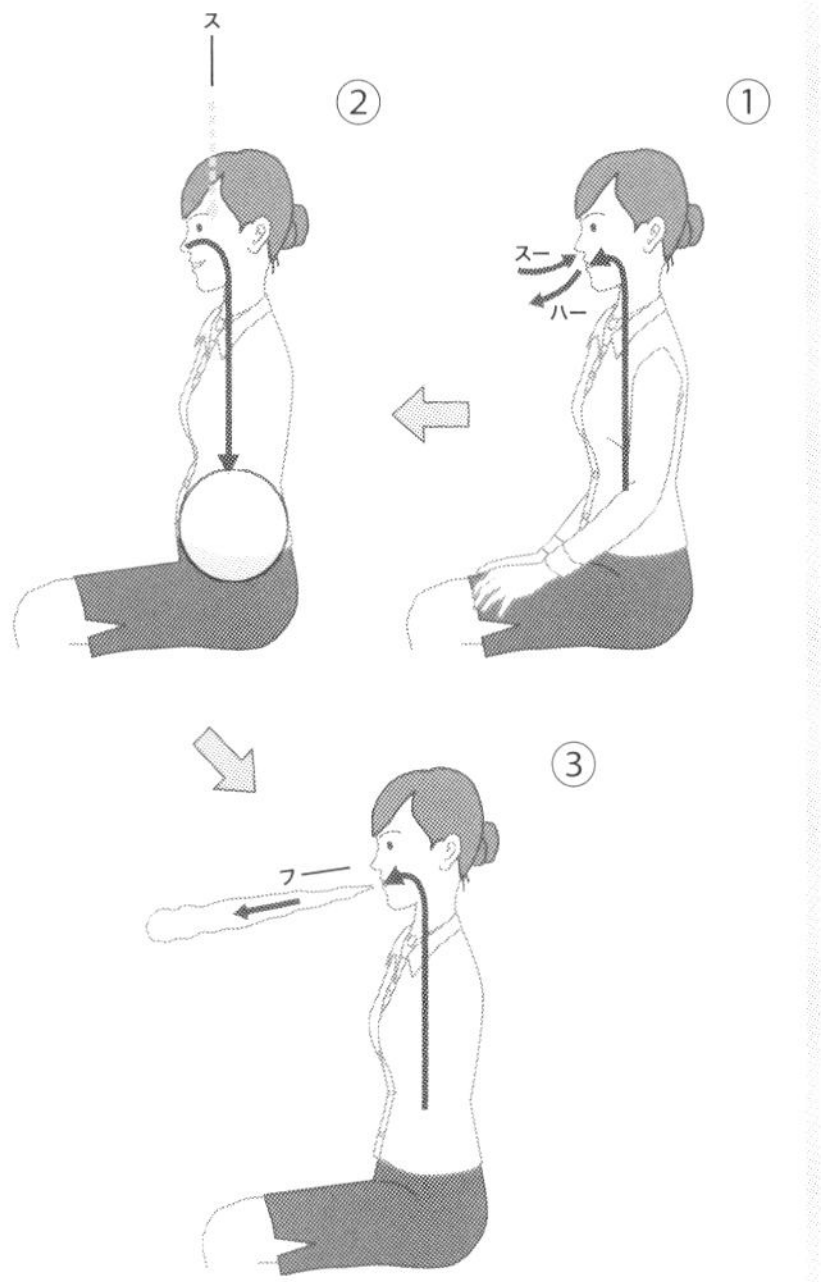

図29　鋭力呼吸法1「上丹田呼吸法」

①鼻吸主口呼息で、腹・腰に息を吸いこみ、いったん息を止めてからゆったりと吐き切る。
②いきなり腹・腰に息を吸いこむ。このとき、前頭部に頭上からスーッと下りてくるライン（上丹軸）を意識しながら息を吸いこむ。
③いったん息を止めて少

し間を置き「フ――」と細く長い息を吐くように吐き切る。②～③を3回繰り返す。

上丹軸を意識することは、慣れないうちはむずかしいかもしれませんが、トレーニングを続けるうち、なんとなく頭の中に芯が通り、スッキリした感覚がつかめてくるはずです。

次に、イメージの力を借りて上丹田をよりシャープに意識していきます。

左手の人差し指を立て、他の4本指を軽く握ります。この形を「一本人指印（いっぽんじんしいん）」といいます。そして、顔の前、鼻の先端から5～6センチくらい離した位置に持っていきます。ちょうど、人差し指の先端が鼻の先端と同じくらいの高さになるように立ててください。

肩の力はダランと抜いて、たらす感じです。上腕の内側を左胸外につけておきます。肩から腕はゆるませ、人差し指だけはピンと立てましょう。

この姿勢を保ちながら、頭上に星空をイメージします。空気の澄んだ山や高原で見あげる、美しい満天の星空です。そして、前頭部のちょうど真上の、はるか高い位置に星がひとつあると想像します。

この星から、すがすがしく気持ちのよい流れがラインを通り、息を吸うとともにスーッと脳まで下りてくるようにイメージしながら、鼻吸主口呼息で腹・腰に息を吸いこんでください。次に息を止め、上丹軸を意識しながら、「フ――」と細く長い息を吐くように吐き切ります。これを３回繰り返します。終わったら両手をひざの上に置き、整息します。

●鋭力呼吸法２「一本人指印呼吸法」（図30）

①左手の人差し指を立て、他の４本指を軽く握り、一本人指印をつくる。鼻の先端から５〜６センチくらい離し、上腕の内側を左胸外につけるようにしておく。

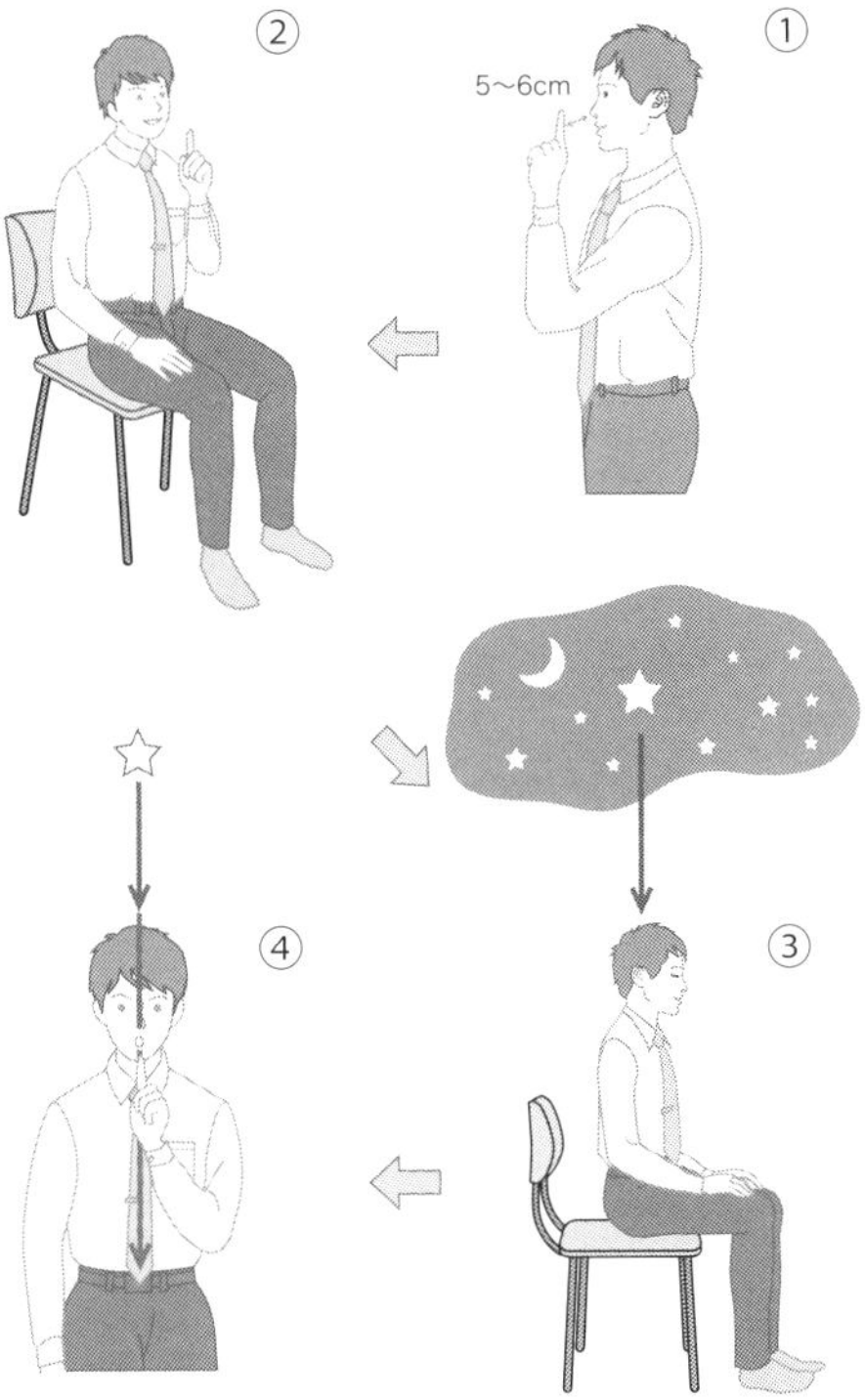

図30　鋭力呼吸法２「一本人指印呼吸法」

②そのままの姿勢で頭上に星空をイメージし、この星空の1点からすがすがしく気持ちのよい流れがラインを通り、脳まで下りてくるように腹・腰に息を吸いこむ。
③いったん息を止め、上丹軸をハッキリ意識しながら、「フ――」と細く長い息を吐くように吐き切る。②〜③を3回繰り返す。

最後に、鋭力呼吸法の応用として「クロス呼吸法」を紹介します。瞬間的に自分自身に気合いを入れるとともに、鋭敏さや集中力、洞察力や正しい判断力をつけるために有効な方法です。いわば鋭力を中心に熱力と静力をも加味した呼吸法です。

まず、イスに両足を大きく開いて座り、床を引っこ抜くような意識で、息を吸いながらこぶしを軽く握り、上に上げていきます。

そして、額の前（上丹田）で両手をクロスさせ、鼻から息を強く吸いこみます。次に喉（のど）を締めるように息を吐きながら、両手をクロスしたまま、下丹田の前に下ろし、息を吐き切ります。これを3回繰り返してから、整息してください。

●静力×熱力×鋭力呼吸法・応用「クロス呼吸法」（図31）

①イスに両足を大きく開いて座る。

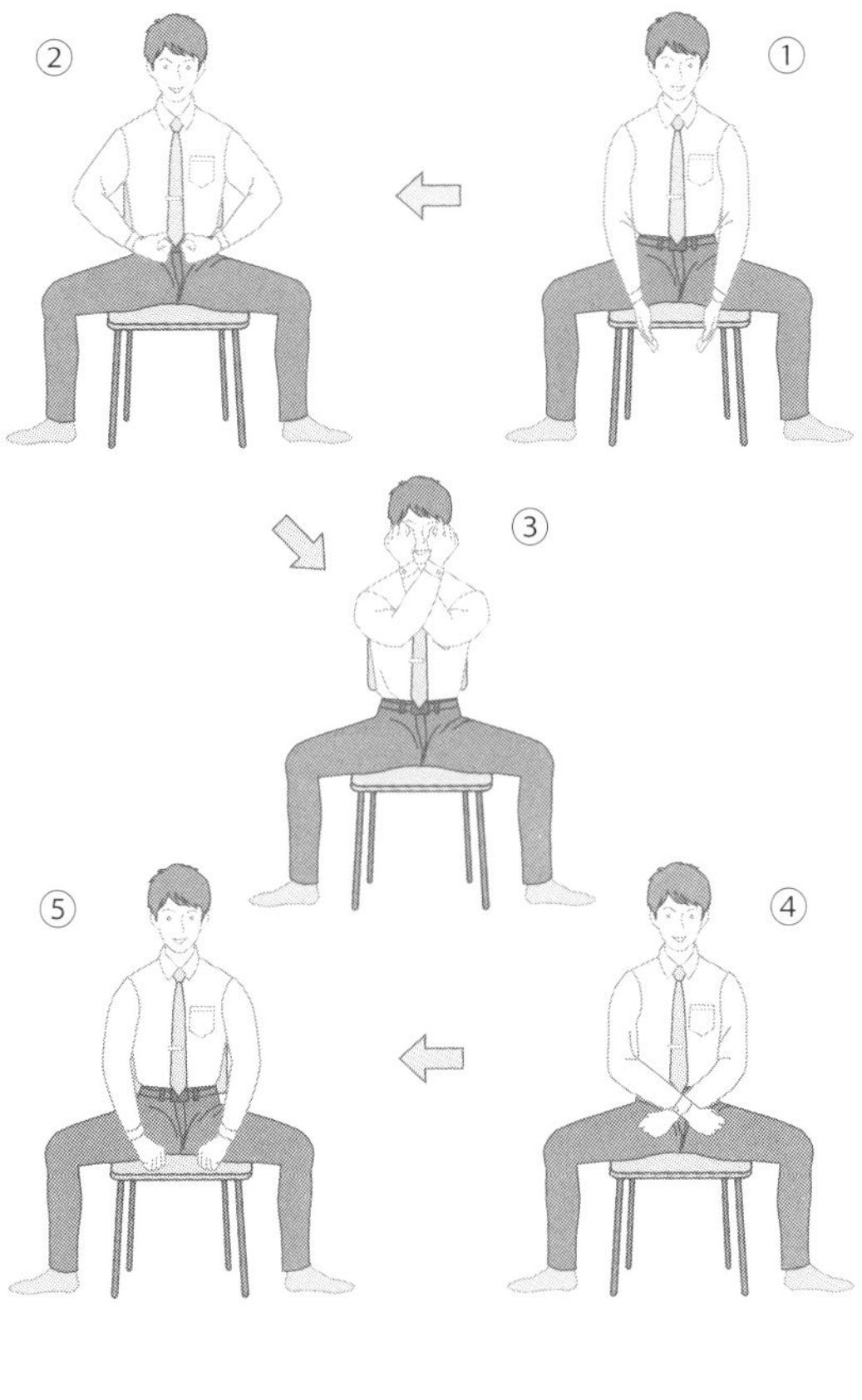

図31　静力×熱力×鋭力呼吸法・応用「クロス呼吸法」

②大地を引っこ抜くような意識で、息を吸いながらこぶしを軽く握り、上に上げていく。
③額の前（上丹田）で両手をクロスさせ、鼻から息を強く吸いこむ。
④次に喉を締めるように息を吐きながら、両手をクロスしたまま、下丹田の前に下ろす。
⑤クロスしていた両手をスパッと左右に切り分けると同時に、残った息を一気に「フッ」と吐き切る。②〜⑤を3回繰り返す。

終章　見せかけではない若返り法

いままでの加齢曲線は間違っている

「若返る」「きれいなる」ということは、いまの時代、誰にとっても必要なことですし、望まれていることでもあるでしょう。

昨今、若い男性が「毛ずね」（毛深いすね）を嫌って、すね毛の処理をしたり、脱毛をしたりするのを見ると、世のオジサマたちはいろいろな反応をするわけですが、本章で取りあげる「若返る」「きれいになる」というのは、その次元のことではありません。

もっと本質的なことであり、別な言い方をすれば、生命力に根を置く問題です。

じつは、人の年のとり方の科学というのがありまして、その科学的観点から、私はいままでの考え方は間違っているという立場をとっています。

皆さんは「加齢曲線」というのがあるのはご存じでしょうか。これはいろいろな分野で採用されているグラフで、筋力についてとか、皮膚の弾力についてだとか、身長についてなどが、縦軸（たてじく）が身体機能のファクター、横軸が年齢で表されるのが一般的です。

たとえば筋力の場合、少年から青年期にかけどんどん強くなっていき、中高年になるにつれ、平均値は弱くなっていきます。また骨の強度や免疫力なども同じです。

皮膚の弾力などは、幼少期がいちばん柔らかいが弱く、青年期に柔らかさと弾力と強さが揃い、その後加齢とともに固くなりやがてしわしわになり、柔らかさと弾力と強さのすべてを失っていきます。これらさまざまな医学的データが、いずれもある年齢をピークに下がっていくことが知られています。

また身長も、ピーク以降の低減する角度は他のファクターに比べ小さいものの、全体の傾向は青年期に向かって上昇ピークを迎え、以降低下していくという曲線の傾向は変わりません。

これらのすべての要素を総合して平均値を出して、ひとつのグラフにまとめるのは、現実的ではありませんが、大まかにいうと似たような傾向の要素が多いので、加齢曲線というすでにひとつの傾向、イメージが出来あがってしまっていることでしょう。

ところが、その世間一般的な加齢曲線は間違っていると、私は考えているのです。

それはどういうことなのか。なかなか想像しがたいかもしれませんが、じつは皆さんにもそれをたいへん理解していただきやすい状況が、すでに生まれているのです。

本書の第2章で、「人はつねにとんでもない疲労を抱えている」という話をしてあります。前述のとおり、「自分はちっとも疲れていません」「いたって元気です」という人であっても、もうすでに膨大な疲労を抱えこんでいるというのが、現代人の実情なのです。

でも、そのたいへんな疲労を鮮やかに解消する方法については、同じく第2章で提示してあります。

おそらく皆さんもそれを経験し、その効果を実感されていることでしょう。

自分のポテンシャルの何分の一しか発揮できない現状

これもすでに説明したとおり、大事な仕事の山場を迎えて、自分では精一杯集中して、ベストを尽くして、能力を出し尽くしたと思っていても、ほとんどの人は自分のポテンシャルの何分の一しか発揮できていないわけです。

じつは、それらをもっとトータルで見ていくと、これまた加齢曲線に当てはまるのです。

つまり今日まで、30歳だったらこのぐらい、40歳ならこのぐらい、50歳なら、60歳なら……といった具合に、自然と年齢によって期待されるパフォーマンスが、ある程度決まっていて、それが半ば共通認識化されてきているということです。

たとえば、営業マンとしては50歳だとすでにピークは過ぎていて、現場に出るよりも管理職でしかないし、60歳になればますますパフォーマンスが落ちるので、定年退職してもらう……という図式が出来あがっているのがその証拠です。

でも、人間のパフォーマンスをいちばん低下させるのは、加齢ではなく疲労なのです。繰り返しになりますが、疲労を溜(た)めている身体というのは、どの年齢の人にとっても、その人が本来持っている能力やファクターのレベルを、すべて押しさげてしまっているのです。

疲労というのは、ある意味生命力を根本的に脅(おびや)かす条件であり、一方ではすべての能力の足を引っぱる諸悪の根源でもあるわけです。

現に、疲労をしていて調子がいい人間はいないはずです。

にもかかわらず、現代を生きる我々日本人だけに限らず、世界中のいわば全人類が、疲労が溜まったまま生きていて、溜まっているにもかかわらず、「溜まっていない」と自分にい い聞かせているというか、誤解したまま、ずーっと死ぬまで生きていくわけですから、それをデータ化した加齢曲線は、多くの面で非常に機能度数の低いグラフになっていることは確実です。

つまり、どの世代のグラフを見ても、年齢以上にパフォーマンスが低く、とくに中年以降は年齢以上にどんどん下がっていってしまっていますし、私にいわせれば、若い絶頂期の頃ですら疲労しているのです。さらにいえば、中学生だって、小学生だって疲労しています。

したがって、若い世代のデータですら間違っているということです。

というわけで、そもそもの前提が間違っているので、それを前提としたピークパフォーマンスも、本人の真のピークパフォーマンスよりもずっと低いレベルでしかないのです。すでに語ってきたように、疲労が溜まっている限り、その人の真のパフォーマンスが発現されることはなく、誰もが自分がピークだと思っているパフォーマンスよりも、何段階も上のポテンシャルを秘めているのです。

ゆえに、医学的なデータや、人体についての基礎知識的なファクター以外の、「仕事をやる」という、皆さんにとって大きな関心のある能力について加齢曲線を作成してみたとすると、ピークも低ければボトムも低い、さらにはピークからの落ちこみ方も、すべてが本来の能力よりも、何割も差っ引かれたグラフになってしまいます。

だから、「若さ」とか、その若さを背景にした「美しさ」、いきいきとした元気さ、いきいきとした美しさといったものも、根本的な疲労をそのままにした状態だと、たいへん低く抑えられてしまうのです。

40歳より50歳、50歳より60歳が仕事ができる生き方

またビジネスパーソンは、仕事人ですから、仕事というものが自分の生活時間のかなりの部分を占めていて、その出来不出来が、自分自身の自己印象と、他人から見たときの印象の大半を支配しています。

それゆえ、非常に能力豊かに、チャレンジングに、そしてそれがすごく楽しそうで、まなじりを決することなく、仕事をこなしていくときの身体がすごく柔らかく、横槍が入っても

さらりと捌(さば)けるゆとりがあって、全般的に柔軟性があると、その人物はたいへん若々しく見えるものです。

自己評価だけ見ても、「うん。オレって若いよな」と思えるでしょうし、もしこのような状態であったとしたら、55歳であっても「いや〜、この調子ならあと30年はバリバリに現役生活が続けられるな」とうぬぼれではない自信が持てるはずです。

こういうことが本当の若さであるはずです。

そしてこうした本当の若さを保っている人は、結局は疲労が徹底的に解消された人生を歩んでいる人ということになります。大事な局面を迎えたとき、能力状態が低いまま「いまの自分はベストだ」といった誤解がなく、本当の意味で最高度の自分に持っていくことができる生き方ができているのです。

そうなると、必然的に加齢曲線全体が変わってきます。その人の加齢曲線は、全体的に平均的な人よりも、ずっと高いところにあるわけです。

普通の人の加齢曲線が、すっかり下降しきってしまい、職場では戦力外扱いされるような年齢になっても、十分使えるどころか、どこの会社からも「ぜひうちに来てください」と声がかかるような、高い能力が維持されるのです。もっと極端なことをいえば、40歳より50歳のときのほうが優秀で、50歳のときより60歳になってからのほうがより仕事ができるようになる、といったことすらありえるのです。

これが私の考える本当の若返りであり、いきいきとした美しさです。

そういう意味で、こうした本当の若返りや美しさというのは、小手先芸ではできません。

加齢曲線を根本的に変える法

しばしば、若返りだとか、美しさとかというと、安直に何かの方法でできることを期待され、そしてそれに答えを出さなければということで、専門家や専門業者の人たちが動いているようですが、それは私からいわせていただくと、まったく間違った努力とまではいいませんが、根本からの物事の解決にならない、まさに小手先芸でしかありません。

小手先芸でも効果があればいいのかもしれませんが、往々にして小手先芸というのは非常にコストがかかるものなのです。

延々といろいろなものをつくりだして、消費者もいろいろなものを使い続けなければならないような仕組みになっているのが、小手先芸の特徴ともいえるからです。

このようにコストがかかりすぎるだけでなく、結局のところ小手先芸は小手先芸でしかないので、加齢曲線を変えるところまで至らず、いつまでたっても間違った加齢曲線をなぞりながら、少々曲線の凸凹を整える程度のことしか期待できません。

したがって、この加齢曲線を根本的に変える発想こそが求められているはずなのです。

とはいえ、その加齢曲線を根本的に変える方法が、とんでもなくむずかしくては意味がありません。

なぜなら、むずかしさもまた、大きなコストであり、コストが高いと、結局やり続けることができなくなって、成果が得られる人が限られるからです。

そこで私は本書で提示してきたとおり、最小のコストで、最大のリターンが得られるメソッドを考案し、紹介することにしたのです。

この加齢曲線を変えるのに、もっとも重要なものは、第2章で紹介した脳・神経系の疲労をとる方法と、心臓・循環器系の疲労をとる方法と、腰・脊椎(せきつい)系の疲労をとる方法の3種の「ケアサイズ」に尽きるのです。

もちろん、この3種以外にも効果的な方法はたくさんあって、私が「ゆる体操」というかたちで開発し、普及させているメソッドは公式発表されているものだけでも104種もありますが、そのどれもがさまざまな疲労回復法や、非常にベーシックな能力開発法として役立つ、コストパフォーマンスにすぐれた体操ばかりです。

だから、もっと自分を高めたい、あるいはトレーニングや体操が好きだという方は、どんどん本書で紹介した以外の「ゆる体操」の中にあるメソッドにもチャレンジしてみてください。

でも、ビジネスパーソンの大半は、「いや〜、正直トレーニングに割ける時間はわずかしかない」「じつは体操やトレーニングはあまり好きなほうではない」といった方でしょうから、本書ではそうした方々のために、厳選した最善、最高のコストパフォーマンスの「ケアサイズ」のメソッドを、第2章で紹介したのです。

一方、それを根として、そこから養分を吸い取るように立ちあがった立派な幹、巨大な幹をなす部分が、呼吸法の世界では「ベース」です。

呼吸法「ベース」は、一日の中で、クソ会議や、通勤電車、入浴時間、ベッドの中にいる時間があれば、誰でも必ずやることができる最高のトレーニング法として、トレーニングシチュエーションとともに紹介したわけですから、ぜひ毎日少しずつでもいいので、取り組み続けてみてください。

顔まわりを若返らせる法

ここではさらに、いわばその本質論に加えて、思わず笑ってしまうほどおもしろおかしくて、小手先芸としてたいへん役に立つメソッドを数点ご紹介して、本書の終章としたいと思います。

それが、「頬(ほお)づえスーフウーン体操」と「頬づえペチペチ気持ちよーく体操」です。

これらは端的に対処療法として、顔まわりを美しく若返らせる体操です。

また昨今、小顔というのがもてはやされる傾向がありますが、そんな小顔というものに関心がある方にとっても、役に立つ体操ですから、ぜひおやりになってみてください。

一応、少々本質的なことをお話ししておくと、これらの体操は脳の疲労をとったり、脳機能を高めることにも役立ちますし、毎日続けていくと、顎関節(がくかんせつ)まわりや首まわりの疲労ですとか、肩こり等の軽減にも役立ちますので、そちらの効果も期待してください。

●頬づえスーフウーン体操（図32）

①イスに座り、机の上で頬づえをつき、両手の手首が合わさる部分の上にあごをのせる。頭の重さを腕にあずけて、手のひらで両頬を包みこむように密着させ、全身をダラーッとさせる。
②「スー」と心の中でつぶやきながら鼻から息を吸う。次に深く深く納得するように「フウーン」と口を閉じたままゆっくりと鼻から声に出す。
※「ウーン」という鼻音が自分の顔や頭や首、胸の骨格に響くのを味わえると、ますます効果が高まります。

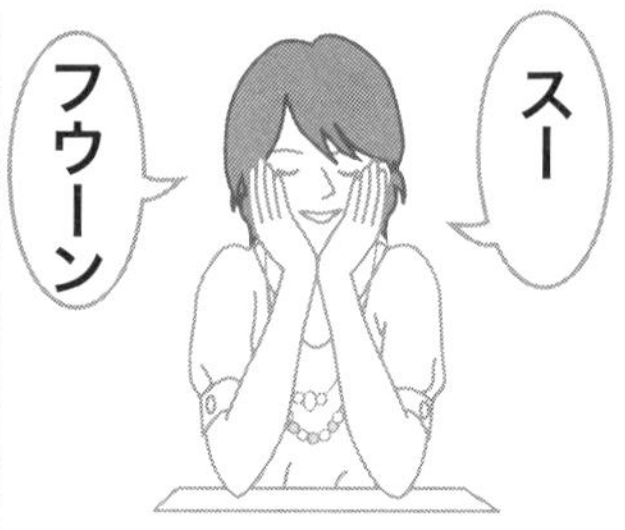

図32　頬づえスーフウーン体操

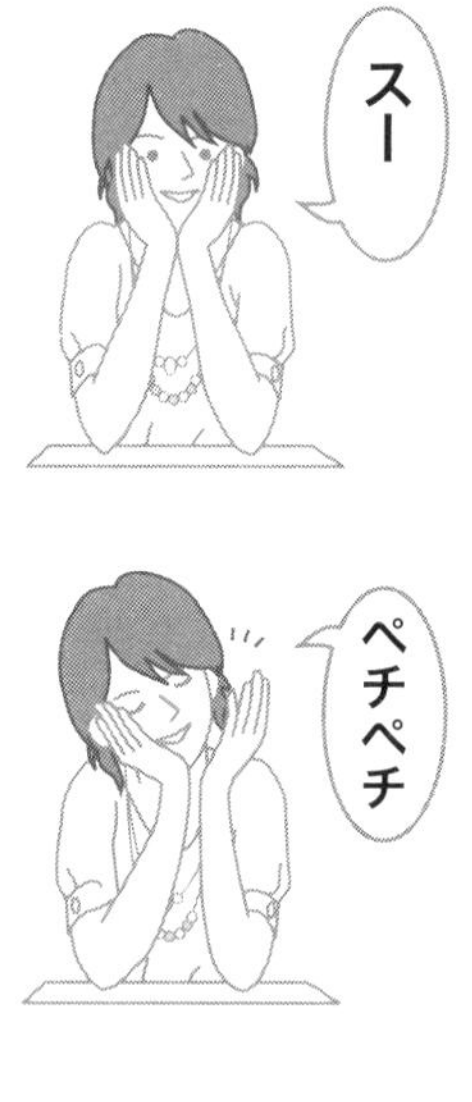

図33　頬づえペチペチ気持ちよーく体操

●頬づえペチペチ気持ちよーく体操（図33）

①イスに座り、机の上で頬づえをつき、両手の手首が合わさる部分の上にあごをのせる。頭の重さを腕にあずけて、手のひらで両頬を包みこむように密着させ、全身をダラーッとさせる。

②「スー」と心の中でつぶやきながら息を吸い、顔を右に傾けて、「ペチペチ」と心の中でつぶやきながら左手で横顔をやさしく叩（たた）く。

③次に顔を左に傾けて、「ペチペチ」と心の中でつぶやきながら右手で横顔をやさしく叩く。

②と③を何度か繰り返す。

肩こりに劇的効果

それから、せっかくですので肩こりについても触れておきましょう。

肩こりは、現代のビジネスパーソンにとってたいへん身近なマイナス要因です。そんな肩こりを、先の２つの体操、「頬づえスーフウーン体操」と「頬づえペチペチ気持ちよーく体操」よりも、さらにベーシックに解消するためのメソッドも、ひとつご紹介しておきます。

それが「肩ユッタリ回し体操」です。

じつのところ、私自身もこの「肩ユッタリ回し体操」は必ず毎日行っていて、これをやらない日はありません。

私とつきあいの長い、某出版社の名うての女性編集長も、その出版社から上梓した私の本で「肩ユッタリ回し体操」を知り、興味を持ってやりはじめたところ、過去30年、どこの医者や治療院に行っても治らなかった強力な肩こりが、すっかり氷解したと喜んだほど、劇的な効果があるメソッドです。

彼女からは「私のいままでの人生で、いちばんの不快要因が取り除かれて、心から感謝します」とまでいわれたほどの効き目があります。

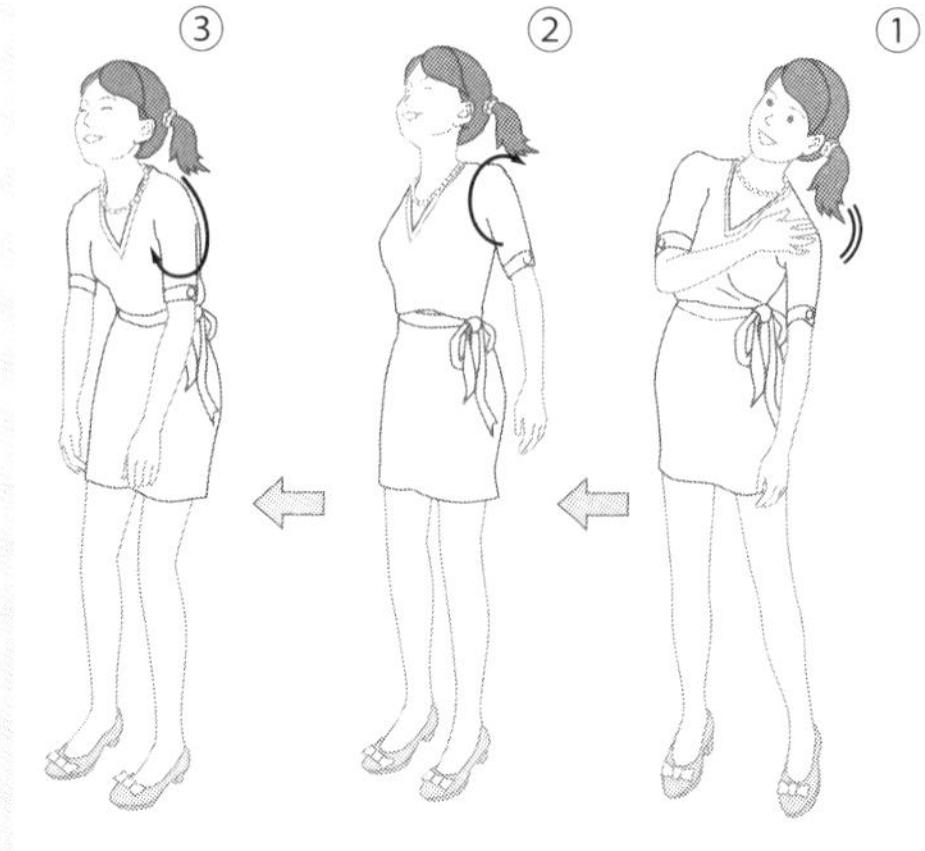

図34　肩ユッタリ回し体操

●肩ユッタリ回し体操（図34）

①左肩の力を抜いて少し下げ、「気持ちよく、気持ちよく」といいながら、右手でやさしくさする。右肩も同様に行う。

②「ユッ」といいながら、両肩を前から上へ、斜め後ろに向かって引きあげるようにする。

③続いて「タリ」といいながら、引きあげた両肩を上から後ろにぐるりと回しながら、ストンと下ろす。②と③を何度か繰り返す。

最後になりましたが、本書をお読みになったビジネスパーソン読者が、疲労を完璧に解消し、無駄な会議や通勤電車内の時間を天国に変え、本当のあなたの能力に出会い、素晴らしく快適で颯爽（さっそう）たる人生を歩まれることを祈って、本書を終えさせていただきます。

［著作権について］

［指導資格について］

家族や友人などの間で本書で紹介する呼吸法・ケアサイズ・ゆる体操の一部を教え合う行為については問題はありませんが、運動科学総合研究所やＮＰＯ法人日本ゆる協会の公認資格を持たない方が多人数を相手に、あるいは業務としてそれらの方法を指導することは、禁止していますので、ご注意ください。

［ケアサイズの指導資格について］

ケアサイズの指導もしくは処方ができるのは、下記①②のいずれかに該当する場合に限ります。
① 医療・保健・助産領域における国家資格である医師、看護師、保健師、助産師資格を有する方がケアサイズ倫理規定を承認した場合
② 運動科学総合研究所が公認するケアサイズの指導資格を取得した場合
＊ケアサイズ倫理規定は二〇一三年五月一日より運動科学総合研究所ホームページに掲載します。
＊ケアサイズは商標登録出願済です。

著者略歴

運動科学者、「ゆる」開発者。現在、運動科学総合研究所所長、NPO法人日本ゆる協会理事長・推進委員。東京大学卒業後、同大学大学院教育学研究科を修了。東大大学院時代に西洋科学と東洋哲学を統合した「運動科学」を創始し、人間の高度能力と身体意識の研究にたずさわる。プロスポーツ選手、企業経営者、芸術家などを指導しながら、年齢・性別を問わず幅広い人々の身体・脳機能を高める「ゆる体操」「ゆる呼吸法」「ケアサイズ」などを開発。一流スポーツ選手から主婦、高齢者や運動嫌いの人まで、多くの人々に支持されている。東日本大震災後の復興支援のため、ゆる体操プロジェクトを指揮し、自らも被災地で指導などに取り組んでいる。

著書は『究極の身体』『「ゆる」身体・脳革命』（以上、講談社）、『「ゆるめる」身体学』（静山社）など100冊以上にのぼる。

●運動科学総合研究所サイト
http://www.undoukagakusouken.co.jp

無限の力 ビジネス呼吸法

二〇一三年四月一二日　第一刷発行

著者　高岡英夫
発行者　古屋信吾
発行所　株式会社さくら舎　http://www.sakurasha.com
東京都千代田区富士見一-二-一一　〒一〇二-〇〇七一
電話　営業　〇三-五二一一-六五三三　FAX　〇三-五二一一-六四八一
編集　〇三-五二一一-六四八〇　振替　〇〇一九〇-八-四〇二〇六〇

装丁　石間　淳
本文イラスト　運動科学総合研究所
印刷・製本　中央精版印刷株式会社

ISBN978-4-906732-36-4